元気な
お子さんを
授かる
ために

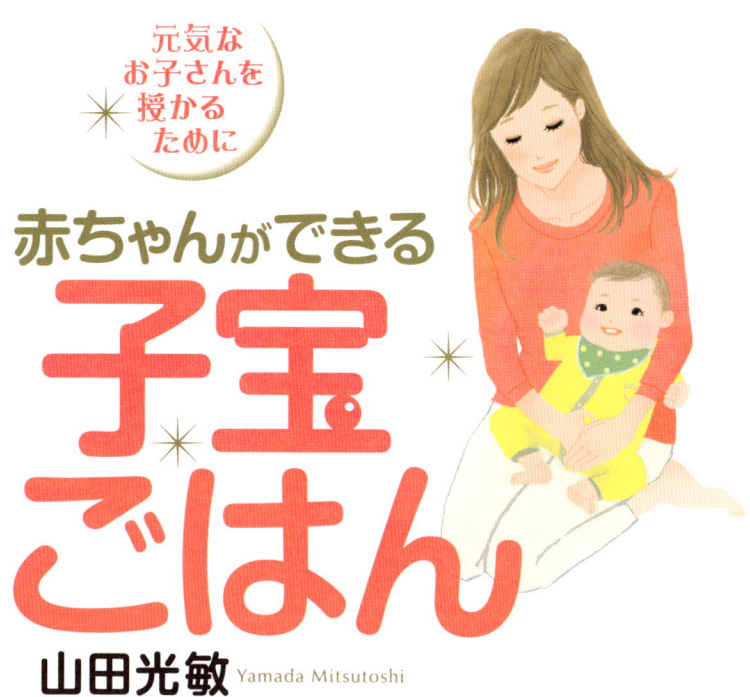

赤ちゃんができる
子宝ごはん

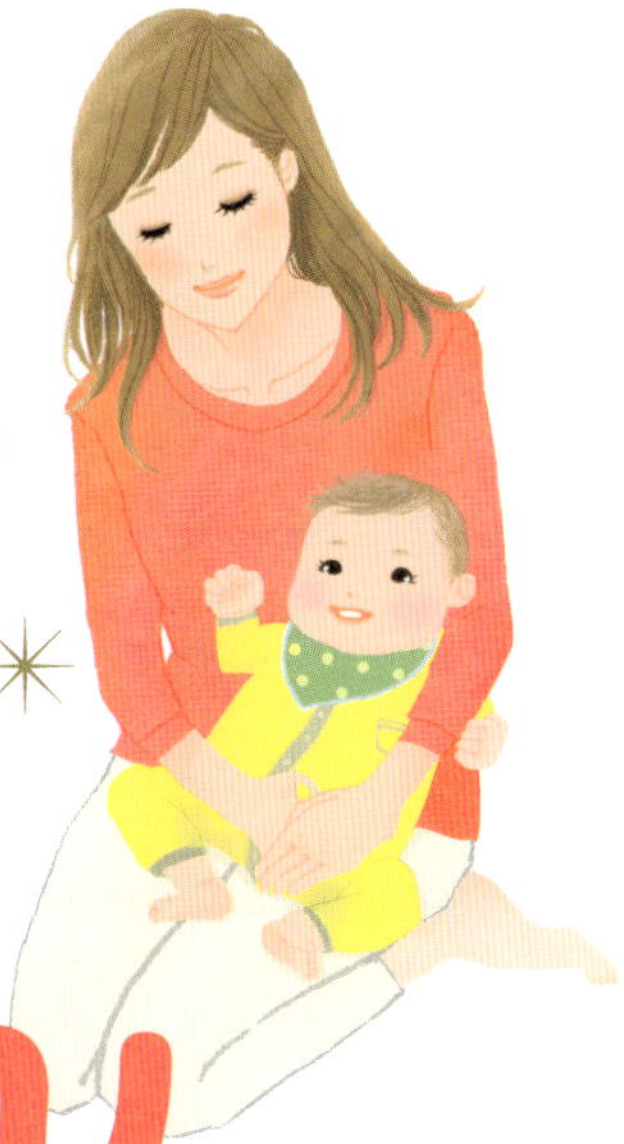

山田光敏 Yamada Mitsutoshi

PHP研究所

少しでも早く、健康な赤ちゃんを授かるために

赤ちゃんは、あなたの食べるごはんからできています。当たり前のことですが、これは一番大切なことだと思います。

赤ちゃんが欲しいと思ったら治療院や病院に行くという選択肢も悪くありませんが、どんな状況であっても生活を見直すことが基本です。運動や休養、そして特に食事を見直すことが大切なのです。

運動や休養は何となくわかる、という人も多いでしょう。でも栄養に関してはよくわからないという人が少なくありません。「こんな食材が妊娠しやすくなるんだって！」とか「こういった料理が卵子の質をアップさせるんだよ！」といった情報が、ネットを中心に、数えきれないほど出回っています。書店に行っても、こういった妊娠しやすくなるレシピや食材を網羅した本が並んでおり、容易に手にすることができます。

しかしそれらをみると、1日にたんぱく質を××g摂るとあったりしますが、それが仮にお肉ならどのくらいなのか見当もつきません。1日に何をどれだけ食べればよいか、

具体的に書いていないのです。

例えば糖尿病であれば、どういった食事をすればよいかの指針があります。ところが妊活に関しては、そういった指針が存在しないのです。だから1日に何をどれだけ食べたらいいか、について書かれている本がないのです。そこで、多くの栄養に関する論文と、過去の妊娠力旺盛だった時代の食事などを調べ上げて、私の考える食事の黄金律を見出しました。

この黄金律にそった食事指導を取り入れてからというもの（本書ほど細かくありませんが）、私の治療院では妊娠率が大幅にアップしました。自卵子での妊娠実績は48歳、卵子提供なら50歳代も複数いらっしゃいます。40歳代前半なら約40％、40歳代半ばなら約15％という妊娠率を２０１３年に達成しているのです。

今回、最強のパートナーを得ることができました。管理栄養士の安田沙智さんです。安田さんの協力を得て、あなたが1日に何をどれだけ食べればよいかをわかりやすく紹介することができるようになりました。

20歳代から50歳代の妊娠を考えるみなさん。遠回りをせず、妊娠への近道のために本書をご活用ください。

皇琲亭にて脱稿　**山田光敏**

※本書は最新の医学論文を根拠とした内容となっておりますが、一般読者の理解のために一部用語を一般用語に置き換えている場合があります。

※「障碍者の発生率」のように一部の方にとって気分を害する可能性がありますが、読者の理解を深めるために専門用語をそのまま使用している箇所があります。

装丁／一瀬錠二（アートオブノイズ）
装画／ナカシマキミコ
本文デザイン／高橋芳枝
DTP／高橋デザイン事務所
カメラ／安田 裕
スタイリング／高木ひろ子
編集協力／オフィス201（小形みちよ）

第1章

食事を変えると妊娠力は数倍上がるって知っていますか?

妊娠力を上げるには、日常生活を変えていくことが大切です。なかでも食事は、毎日生活していくうえで欠かせないもの。どんなふうに食事を変えれば妊娠力は上がるのでしょうか。

〝妊娠によいもの〟を食べ過ぎると妊娠しにくくなる

妊娠率を4倍に上げる食事

食事を〝時々〟気にしてもだめ

最近気になることがあります。それは「○○を食べたら妊娠する」「△△は○○機能をアップする」といった、ある食材に偏《かたよ》った食事や、いわゆる子宝メニューを週に数回だけ取り入れている方が増えたということです。

当たり前のことですが、体は毎日の食事からつくられています。これは卵子や精子も同じ。1週間21食のうち、数回バランスのとれた食事をしても、体にメリットはありません。妊活をすると決めたのなら、毎日、毎食、気を配って欲しいのです。

では、食事のメニューを考える時は何に気をつければよいのでしょうか。女性には月経周期があります。その周期にあわせたメニューを考えるのがいいでしょう。例えば、月経期は鉄分を少し多めに摂る、など。

最も重要なのは、**三大栄養素の摂取バランスを考えた食事を摂る**こと。ですが、そもそもバランスのよい食事って何でしょうか。その答えをアメリカ産婦人科学会が提示しています。

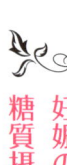

妊娠のためには糖質摂取率を考える

アメリカ産婦人科学会が2013年に

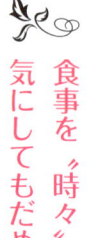

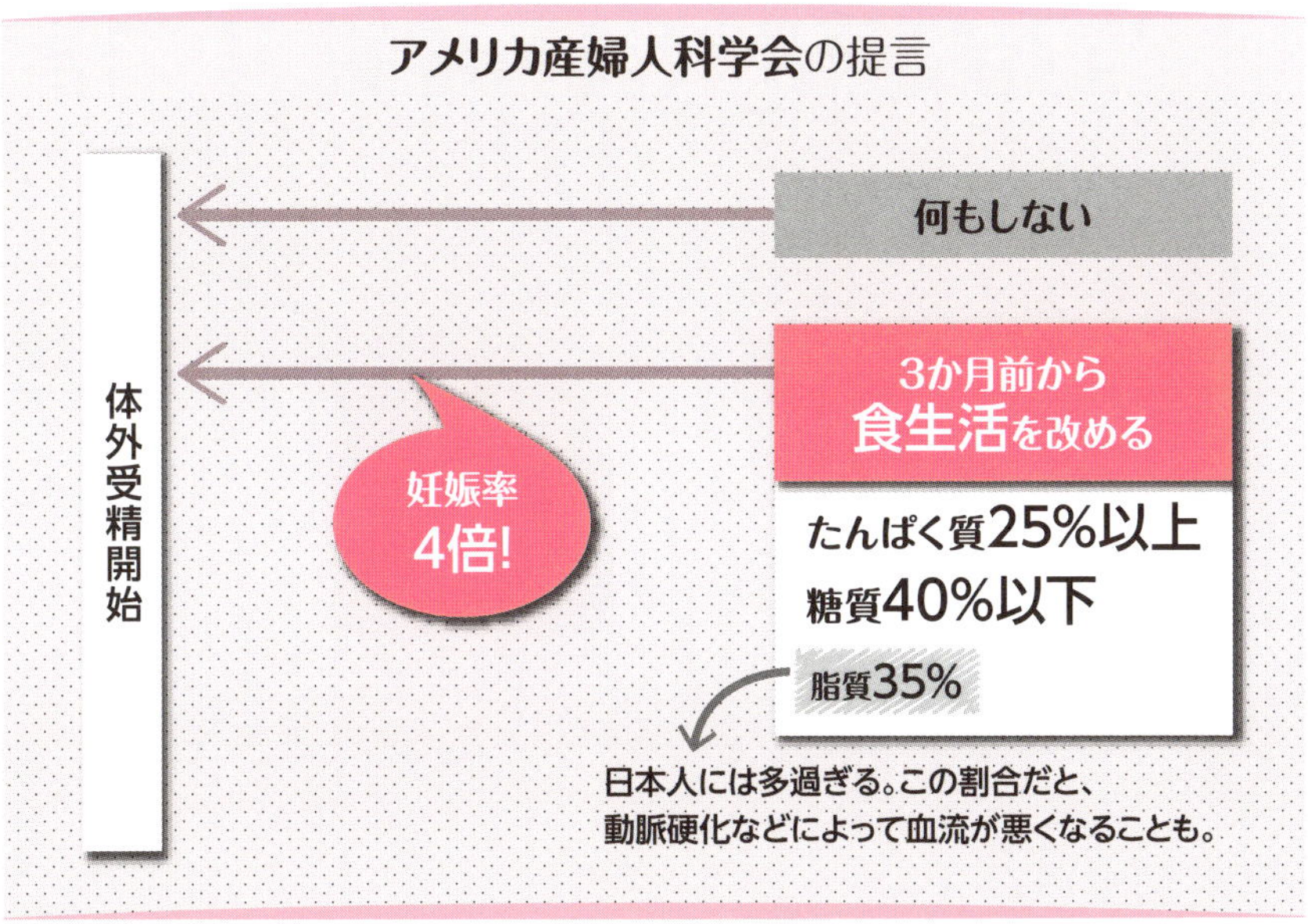

「体外受精を考える人は治療開始前３か月間の食事の見直しを行う」といった内容の提言を出しました。提言内容は１日の摂取カロリーに対してたんぱく質は25％以上、糖質は40％以下を推奨するというものです。これを行うだけで、体外受精を受けた時の**妊娠率を４倍に引き上げることができる**というのです。[※1]

　現代の医療技術において、数％妊娠率を上げるだけでも画期的なのに、妊娠率が４倍というのは非常に魅力的な提言です。でも日本人にとっては難しいところがあります。そのひとつが脂質の摂取割合です。

　厚生労働省が発表した食事の摂取基準だと30〜49歳の女性は、摂取カロリーに占める脂質の割合を20〜25％にすることを勧めています。[※2]しかし脂質が25％という食事は、食べてみると油を感じさせます。とはいえ、

※１　High Protein, Low Carb Diets Greatly Improve Fertility: THE American Congress of Obstetricians and Gynecologists, May 6, 2013
※２　「日本人の食事摂取基準」（2010年版）厚生労働省

脂質は性ホルモンの原料にもなりますから、下げ過ぎるのも好ましくありません。

卵子の質を上げるためにたんぱく質量を25％にするのですから、この割合は下げられません。また欧米人のように脂質量を35％以上にすると、動脈硬化などになる可能性があり、血流が悪くなることも考えなければなりません。そうなると、たんぱく質が25％以上、脂質が20％程度、残りが糖質、ということになりますが、そうなると、糖質の割合を40％以下にすることができなくなります。これをどうクリアするかを考える必要が出てきました。

どの程度、糖質を減らせばよい？

標準的な日本人の1日の食事は糖質の占める割合が60％といわれ、果物やデザートを食べると70％以上になることもあります。

1日にご飯をお茶碗に軽く3杯食べただけで、糖質の割合は40％近くになってしまうのですから、40％以下にすることは非常に難しいといわざるを得ません。

それでは、食事を大きく変えないで妊娠率を上げるためにはどうすればよいのでしょうか。

アメリカ人は1日の運動量が少なく、平均歩数は5117歩。[※3] 運動量が少なくなれば、必然的に糖質の必要量も減ります。だから40％という低い値となったのです。ならば、アメリカ人の歩数をベースに日本人にあった運動量を決めればいいと考えました。

日本人成人女性の平均摂取カロリーはおよそ1800kcal。糖質の割合を60％に上げるためには、360kcal相当の運動を増やす必要があります。体重が50kgの方の場合、

※3　REUTERS: Americans not hitting their walking stride; Oct 11, 2010

軽く汗ばむ程度の速度でウォーキングを10分間（約１０００歩）行うと、約31kcal消費されます。[※4] それから計算すると、１日に１万６５００歩程度の歩行が必要になります。

日本人女性の平均歩数は６８９４歩。[※5] そう考えると糖質割合を60％にする場合、平均歩数プラス９５００歩以上歩かなくてはなりません。治療院で運動指導を行ってみると、１日の目標が1万２０００歩ならば達成できることがわかりました。これを前提に、糖質割合を50〜55％まで減らせば、妊娠力アップにつながるという結論になりました。

当初、治療院では糖質コントロールについては受け入れてもらえませんでしたが、説明をしていくうちに少しずつ浸透してきました。すると妊娠率が上がり、昨年は**44〜46歳の患者さんの約15％が妊娠する**という好成績を収めることができたのです。

栄養成分の割合はこう変える！

これまで

1日の摂取カロリー　1800kcal

糖質	たんぱく質&脂質
60%以上	40%以下

妊活中

糖質	たんぱく質	脂質
50〜55%	25〜30%	20%

1日の摂取カロリー　1800kcal

＋

1日　1万2000歩以上　歩く

※４　『エクササイズと食事の最新知識―疾病予防・健康増進への戦略』　Ann C. Snyder 1999年
※５　「平成24年国民健康・栄養調査結果の概要」　厚生労働省

〝妊娠によいもの〟を食べ過ぎると妊娠しにくくなる

50歳代でも自然妊娠できる

大正時代は、現代よりも114倍も50歳代の出産が多かった

治療院にお越しになる患者さんは約6割が40歳代、それも45歳前後の方が多くみえます。みなさん共通しているのは「40歳代は妊娠しにくい」と思っていることです。

正直に〝事実〟を述べると、**40歳代は旺盛な妊娠力を持っています**。50歳代でも自然妊娠する力を保持し続けています。私たちは、これをうまく発揮できるような体づくりを提案しているのです。

戦前、日本の女性は驚異的な妊娠力を誇っていました。平成24年と大正14年を比較すると50歳代の出産は実に114倍もの違いがあります。体外受精や卵子提供といった高度《こうど》生殖《せいしょく》医療《いりょう》が存在していないにもかかわらず、戦前の動乱期でさえコンスタントに毎年2000人以上の方が50歳代で出産していたのです（↓P15）。

戦後、50歳代の出産は急速に落ち込みます。昭和47年にはとうとう一桁まで減少し、現在に至るのです。若いときに結婚しなかったから、50歳代の出産が減ったのではありません。妊娠できなくなった何かが、私たちの体に巣食っているからです。それを解消することで、本来持っている妊娠力が本領発揮できるようになります。

子だくさんだから50歳代で妊娠できたのではない

昔、多くの人が40～50歳代でも出産できたのは、〝産み止め〟できず、子だくさんだったから妊娠中に卵巣を休めたために〝卵子の老化〟を抑えられたからだ、という意見を耳にします。そうではありません。

下表をみても、**産み止めできなかったことが、超高齢出産を可能にしたわけではない**ことが読み取れます。それでは、何が50歳代の出産を〝不可能〟にさせてしまったのでしょうか。

子だくさんと超高齢出産は関係がない

20～24歳の平均出生児数（1人あたり平均）		50歳代で子供を産んだ人数（平均）
5.0人 ※1	大正14年（1925）	3648人
4.2人	昭和16年（1941）	3294人
2.9人	昭和22年（1947）	1930人
2.2人	昭和47年（1972）	4人

大正14年から昭和16年にかけて平均出生児数は0.8人も下がっているが、50歳代での出産は354人しか減っていない。昭和22年と昭和47年を比べると、0.7人しか減っていないのに、50歳代の出産はほぼなくなっている。

現代の生活は『女工哀史』よりも過酷!?

現代女性は、昔に比べると生活が楽になったといわれています。家事も電化製品が

※1　縄田康光「歴史的に見た日本の人口と家族」　立法と調査 2006.10 No.260

『女工哀史』の女工さんと現代女性の違い❶**睡眠時間**

女工（明治〜大正時代）

5時15分起床
21時就寝※2
平均睡眠時間8時間！

現代女性

22時前に就寝…5%
0時以降に就寝…50%

平日平均睡眠時間
20歳代…**7時間24分**
40歳代…**6時間28分！**※3

現代女性は女工哀史の時代の女性に比べて就寝が遅く、睡眠時間が短いことがわかる。

遅くても23時には就寝し、睡眠時間は7時間とる

妊娠力を上げるためには、日照時間を考えた生活リズムにすることが大切。なぜなら、ホルモン分泌の重要な部分は、光によってコントロールされているから。就寝時間を早くし、十分な睡眠時間をとれば、生活リズムが日照時間にあってくる。

その役割の多くを担ってくれますし、労働環境も、衛生面も、そして栄養状態も格段によくなったとされています。

『女工《じょこう》哀史《あいし》』という本をご存じですか。この本は、紡績工場で働いていた女工さん方の労働環境などについて詳細に書かれているのですが、この本を読むと、現代女性のほうが当時の女工さんよりも過酷な生活環境に置かれているような気がしてなりません。

大正時代の食事は粗食に見えて栄養たっぷり

大正時代の食事は粗食のようなイメージがありませんか。宮澤賢治の「雨ニモマケズ」にでてくるフレーズ「一日に玄米四合と味噌と少しの野菜をたべ※4」がそのイメージをつくり出したのだと思います。

これだけだと大変粗食に思えますが、実

※2　『女工哀史』岩波文庫　細井和喜蔵　1980年
※3　『2010年国民生活時間調査報告書』　NHK放送文化研究所　2011年2月
※4　『新編宮沢賢治詩集』新潮文庫　宮沢賢治　1991年

際のところ玄米４合で約２１００kcal、食事全体でおよそ２２００kcalになります。大正時代の越後屋の従業員の摂取カロリーは１日に１８９０kcalでしたから、[※5]現代の平均的な摂取値１８００kcalと比べても変わりのないことがわかります。『女工哀史』当時の軍隊は３６００kcalをベースにしていたということですから、私たちが考えるよりも多くのカロリーを摂取していたことがわかります。

また、当時は現代と違って運動量はすごいものでした。自転車は会社員の数か月分のお給料の値段でしたから、歩いていけるところはすべて徒歩でいきました。もちろん、掃除機や炊飯器、洗濯機などはありませんから、家事はとても重労働だったことでしょう。体を動かすための栄養素である糖質が多くなければもちません。

「雨ニモマケズ」の食事を考えてみましょう。玄米１合に炭水化物は１１０・７ｇ含まれています。[※6]炭水化物は１ｇにつき４kcalですから、４合だと１７７１kcalにもなり、摂取カロリーに対する炭水化物（糖質）の割合は80％を超える計算になります。貧相に見える当時の食事は、たんぱく質不足で感染症にかかりやすいというデメリットはあるものの、運動量からみると、理にかなった食事ではあったようです。

大正時代と現代の食事の違い

大正時代は現在よりも〝超高齢〟出産が普通に行われていました。何せ40歳以上で出産する人が年間13万人もいたのですから、当時の生活様式を見習えばきっと妊娠力が上がると考える人も少なくないと思います。生活様式の中で特に激変したのは食生活と

※５　「日本食料調査報告」田原良純　1887年
※６　『日本食品標準成分表 2010』文部科学省 科学技術・学術審議会資源調査分科会／編　2010年

考える人は多いようで、治療院に来られる方の中にも大正時代の食生活を取り入れている方がいらっしゃいます。残念なことに、現代の人に大正時代の食生活を行わせると、かえって妊娠しなくなってしまいます。

当時と現代の生活を比較すると、生活強度に大きな開きがあります。運動量が多ければ運動エネルギーに変換しやすい糖質が必要になりますが、運動量が減ればそれに合わせて糖質も減らさなければいけません。現代の30〜40歳代の多くは20歳代よりも運動量が減っていますから、糖質の割合も減らす必要が出てきます。

大正時代はたんぱく質の摂取量が少なめで、1日60g程度だったようです。[※7] そのうち植物性たんぱく質が95%を占めていました。身長を比較すると、大正14年、17歳の女性の平均は１５０・３㎝だったのに対し、

『女工哀史』の女工さんと現代女性の違い❷1日の栄養成分の割合

女工（明治〜大正時代）

糖質
…85%（394g）

たんぱく質
…14%（65g）

脂質
…1%（6g）

（　）内は大正時代の食事記録※8

現代女性

糖質
…60%

たんぱく質
…20%

脂質
…20%

※7　「食肉の栄養知識」公益社団法人熊本県畜産協会
※8　「日本食料調査報告」田原良純　1887年

平成25年には158・0㎝ですから、[※9]体を支えるために必要な筋肉量を増やさなくてはいけません。そうなると必然的にたんぱく質の摂取量も増やす必要があります。運動量も少なく、体格も大きくなった現代人が大正時代の食事をすると妊娠しにくくなるのは、こういった理由があったのです。

果物はあまり食べないようにする

果物を食べると妊娠しやすい、という話を耳にすることが増えました。果物を食べるとさまざまなメリットが得られるから、毎食のように果物を食べるという人が少なくありません。実は、**果物を食べることでかえって妊娠しにくくなる**ことはあまり知られていません。

摂取カロリーに占める糖質の割合が50〜55％にするのがいいということは前述しました。ただ、甘いものをほぼ食べないようにしないと、この割合は達成できません。例えば、りんご100gあたりの炭水化物は14・6g。[※10]りんごは1個300g程度で可食部分は250gぐらいですから、1個食べると36・5gもの炭水化物（糖質）を摂ることになります。たった1個のりんごで1日に摂取できる糖質の約15％も占めるのです。

りんごの甘みの主成分＝果糖は、ブドウ糖より血糖値を調節するインスリンの影響を受けずに分解されます。体を動かす燃料となるATP（アデノシン三リン酸）が少ない時には、いち早くATPを手に入れられるメリットがありますが、中性脂肪の合成が促されて高中性脂肪血症になることもあります。果物を多く食べると、糖質に対するインスリン分泌量が相対的に低下しますか

※9　学校保健統計調査　年齢別平均身長の推移　総務省統計局
※10『日本食品標準成分表2010』文部科学省 科学技術・学術審議会資源調査分科会／編　2010年

ら、血中に中性脂肪が増えやすくなります。[※11]

　中性脂肪が高いのは不妊原因のひとつ。妊娠しづらい方の中には、やせているのに中性脂肪が高い女性が少なくありません。そういった方はまず、果物を食べる量を減らしてみてください。それだけで、中性脂肪は下がり、妊娠しやすくなります。

長風呂はせず、カラスの行水程度に

　日本人はお風呂好きといわれます。お風呂に浸かって疲れを癒《いや》したり、病を治すための湯治をしたりするだけでなく、生まれた時は沐浴《もくよく》をし、死を迎えた時は湯灌《ゆかん》によって清められ、正に人生の始まりから終わりまでお風呂に浸かっているといっても過言ではないでしょう。ところが、お風呂に長くゆったりと浸かる、という行為が始まったのは、最近のこと。昭和50年代後半、風呂釜に保温機能が普及してからです。これを機に半身浴などお風呂での健康法や美容法が定着していきました。ところが、哺乳類《ほにゅうるい》は体を温めると妊娠しにくくなり、たった1度、直腸温度が上がるだけで卵子の成熟率や胚盤胞《はいばんほう》達成率、そして着床率が下がってしまうことが牛の研究から分かったのです。[※12]

　私の研究では湯船に浸かる時間は5分。これを超えると直腸の温度は上がっていき、10分も浸かるとほぼ湯温と同じくらいまで上がってしまいます。この温度上昇は1時間以上も持続しますから、卵子の生育や着床にとってマイナスにしかならないのです。お風呂に長く浸かるのは日本人が長く行ってきた健康法ではありません。妊娠力アップのためにもお風呂はカラスの行水程度でもよいのではないでしょうか。

※11「ホートン生化学第5版」　鈴木紘一他　東京化学同人　2013年
※12『乳牛の直腸温測定による夏季の繁殖性低下牛の発見』　農業技術センター　2007年

卵子にはたんぱく質が必要

卵子の質は上げられる

たんぱく質の摂り方は、アミノ酸スコアに基づいて考える

私たちの体はたんぱく質からできているといっても過言ではありません。ではどのようにたんぱく質を摂ればいいかといえば、〝アミノ酸スコア〟の考え方をおすすめしています。アミノ酸スコアとは、ある食材が、体に必要だけど、体でつくることのできない必須アミノ酸をどれくらい含んでいるか、その状態を示すものです。スコアの最高は100で、必須アミノ酸がバランスよく含まれていればアミノ酸スコアは100になると考えます。

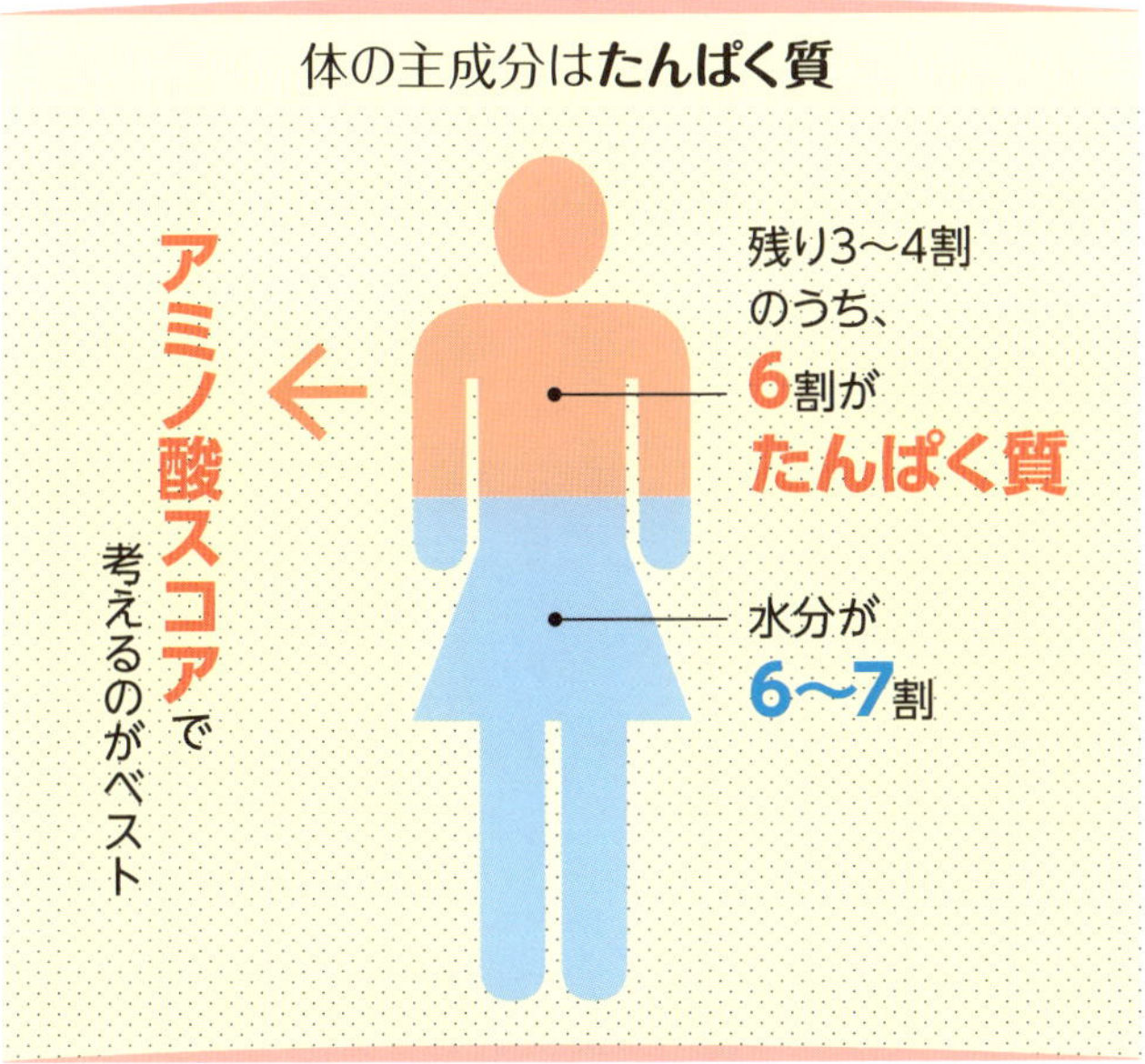

大豆は良質のたんぱく源ですが、アミノ酸スコアは86です。そこにお米を加えると（お米のアミノ酸スコアは65）[※1]、大豆とお米はお互いの不足分を補う関係なので、良質なたんぱく質が摂取できます。

パンやうどんなど小麦はお米に比べてリジンが少なく（アミノ酸スコアは44）、大豆を追加しても、たんぱく源としては不十分です。例えば、うどんには油揚げだけでなく、鶏のささみを加えるなどして不足している必須アミノ酸を加える必要があります。食事の中では「穀類＋豆類＋動物性たんぱく質」を摂るようにすると、卵子の質を上げられることになります。

たんぱく質は豆類や魚・肉などで摂る

卵はたんぱく源の代表格。卵のアミノ酸スコアは１００で、卵子の質をアップしてくれるのですが、デメリットもあります。

それは、卵は牛肉以上の高エストロゲン含有食品であるということ。オーストラリア産牛肉は成長促進ホルモンを使用しているので、お肉の中にはエストロゲンが含まれます。その量は、牛肉77kgに対し鶏卵1個分以下といいます[※2]。

牛肉に含まれるエストロゲン濃度は、外国産で平均３・33pg／g[※3]。77kgの牛肉にはおよそ２５６ng[※4]が含まれる計算になり、鶏卵1個には少なくとも２５６ngものエストロゲンが含まれていることになります。

体重50kgの女性の月経3日めのホルモン量を30pg／mlと仮定した場合、全血液量4ℓに含まれるエストロゲン量は１２０ngとなりますから、鶏卵1個には月経３日めのホルモン量の2倍以上のエストロゲンが含

※1 「日本食品標準成分表準拠　アミノ酸成分表2010」文部科学省 科学技術・学術審議会資源調査分科会　2010年
※2 「オーストラリア農薬・動物用医薬品局(APVMA)、成長促進ホルモン(HGP)処理の牛肉摂取の安全性に関するQ&Aシートを公表」 食品安全委員会　2010年9月7日
※3 平成11年度厚生科学研究報告書「畜水産食品残留ホルモンのヒト健康に及ぼす影響に関する研究」 厚生労働省　平成11年
※4 1ng=1000pg

まれていることになります。卵を食べると、これだけのエストロゲン量が体の中に取り込まれるのですから、卵巣機能が混乱を起こすことはおわかりいただけると思います。

ですから、「穀類＋豆類＋動物性たんぱく質」を食事の中に組み込んで、アミノ酸スコアの高い食事を目指してほしいのです。

一緒に摂る脂は青背魚に含まれるオメガ3系脂肪酸を中心に

コレステロールは、細胞の膜をつくるとても重要な役割を持っています。患者さんのデータを見てみると、コレステロール不足の方の卵子は採卵時に崩れやすかったり、凍結後に融解するとダメになる率が高くなります。ホルモンをつくるときの原料にもなりますから、コレステロールの摂取は妊活を考えるうえで重要な要素となります。

とはいえ、コレステロール値が高過ぎるのはよくありませんから、脂の種類や量を考えて摂るようにします。オメガ3系脂肪酸（青背魚に多い。P95参照）を多く摂ることは、精子の質の改善[※5]や卵子の質の改善[※6]が期待できます。

マーガリンを代表とするトランス脂肪酸は、卵巣の働きが低下することで卵子の成熟度を下げたり排卵の障害の原因になりますし、体外受精の出産率を下げるので、避けたいものです。

動物性脂肪は、摂る量が少ないと脳出血のリスクが高まります[※7]。これは動物性脂肪に含まれる飽和脂肪酸に血管を強くする作用があるからです。妊娠力を上げるためには、オメガ3系脂肪酸は積極的に摂りつつ、動物性脂肪を適度に摂るようにします。

※5　Jill A. Attaman et al. Dietary fat and semen quality among men attending a fertility clinic. Hum. Reprod. (2012)　27 (5): 1466-1474.

※6　Hammiche F et al. Increased preconception omega-3 polyunsaturated fatty acid intake improves embryo morphology. Fertil Steril. 2011 Apr;95(5):1820-3.

※7　Iso H et al. Fat and protein intakes and risk of intraparenchymal hemorrhage among middle-aged Japanese. Am J Epidemiol 2003; 157: 32-9.

卵子の質は上げられる

卵子の染色体エラーを減らすには

卵子は老化しない。質が落ちているだけ

多くの雑誌などで〝卵子の老化〟について特集されることが増えてきました。専門病院でも、胚盤胞《はいばんほう》までいかない、着床しないということがあると「卵子が老化しているから」と言われることが少なくありません。

ですが、**卵子は老化しません**。細胞の老化という言葉の定義は「細胞が分裂を停止し増殖できない状態」で、卵子が老化していれば受精も、分割もしないのです。

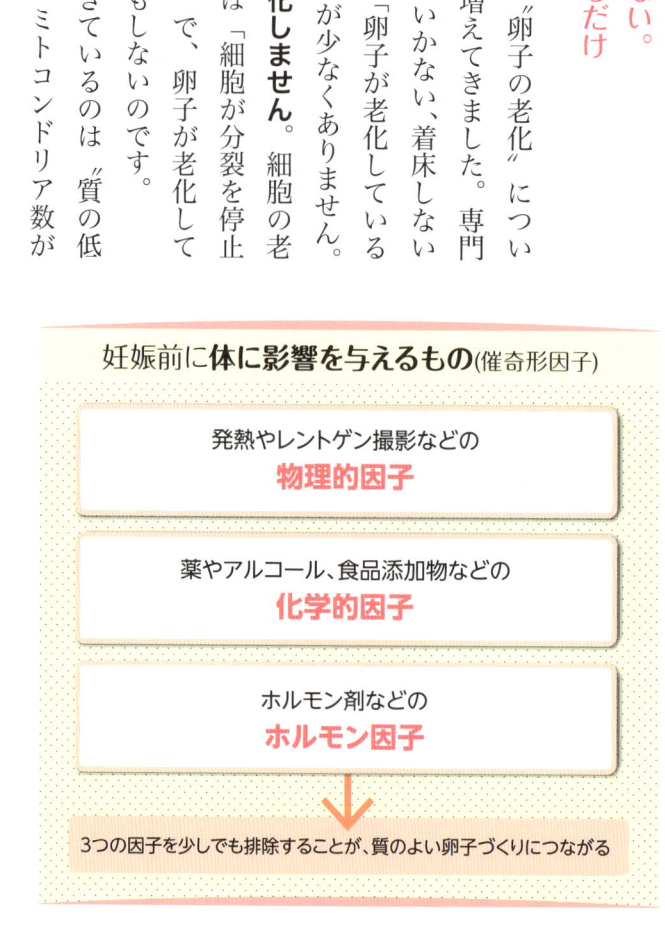

40歳代の卵子に起きているのは〝質の低下〟。卵形質が弱く、ミトコンドリア数が

妊娠前に**体に影響を与えるもの**(催奇形因子)

発熱やレントゲン撮影などの
物理的因子

薬やアルコール、食品添加物などの
化学的因子

ホルモン剤などの
ホルモン因子

↓

3つの因子を少しでも排除することが、質のよい卵子づくりにつながる

少なく、そして染色体エラーが起きているのです。このうち、染色体のエラーが最も重要だと考えています。例えばダウン症の出生割合は、国や地域によって大差がないといわれていますが、韓国は日本の2倍もの出生割合であることが知られています。[※1]こんなに高いのは、日本よりも度数の高いアルコールを飲むからです。このように**染色体を壊す因子を催奇形因子《さいきけいいんし》**といいます。

本来、この因子は妊娠してから胎児に影響を及ぼすものと考えられていましたが、療育現場でのアンケートからわかったのは、卵子や精子をつくる段階からすでに影響を与えているということです(右ページ表)。

40歳代の妊娠でも遺伝子疾患の子供が生まれないために

私は長い間、療育にも携わっています。療育というのは、何かしらの障碍《しょうがい》を持った子供たちの生活の質を高めるための援助のこと。実は、子宝施術が生まれたきっかけは、この療育で接してきた多くのご両親からの要望からでした。「次は元気な子供が欲しい」という切なる願いに突き動かされてつくり上げたのです。ですから、単に妊娠を促すための施術ではなく「**元気なお子さんを授かるため**」の方法を提案しています。

1981年と少し古い統計ですが、ダウン症のお子さんの発生頻度は35歳でおよそ1／300、40歳は1／100、そして45歳以上では1／20になるといいます。[※2]ですが、私のところではここ7年間、ダウン症のお子さんは一人も生まれていません。患者さんの6割が40歳代にもかかわらずです。

出産年齢が高くなるほどダウン症の発生率も高くなるにもかかわらず、実際にダウ

※1　「ダウン症候群の発生率、日本の二倍以上」ソウル＝聯合ニュース　2007年7月22日
※2　HOOK, ERNEST B. Rates of chromosome abnormalities at different maternal ages. Obstet Gynecol. 1981 Sep;58(3):282-5.

ン症の子を産む女性は、８割以上が35歳未満です。[※3] すると、医療機関では、「実際に子供を産む女性の年齢も35歳未満が多いのだから、その分ダウン症の子供も生まれてくる」と説明します。でもこれは間違いです。

２０１２年の統計では、その年に子供を産んだ女性のうち、35歳未満の割合は74・１%。[※4] 各年代の出生数とダウン症の発症率から計算すると、35歳未満の女性からダウン症の子供が生まれる実数は４割になるはずです。どうして確率として低いはずの若いお母さんから障碍を持ったお子さんが多く生まれてくるのか。それは、先ほど紹介した催奇形因子が関係しているからです。

体温管理によって染色体エラーを減らして、妊娠力をアップ

ダウン症は、１月生まれのお子さんに多く、７月生まれのお子さんには少ないといわれます。妊娠月でいうと４月妊娠はダウン症の出生数が多く、10月妊娠は少ないようです（44人という少ない統計）[※5]。私の療育施設に通われていた４００人の統計では、１月〜３月妊娠にはダウン症が多く、７〜９月妊娠は少ないという、ほぼ同じ結果となり

基礎体温コントロール®に必要なもの

- **保冷剤**…睡眠時に頭を冷やす
- **腹巻**……なるべくゆったりしたもの
- **靴下**……睡眠時に履く靴下。ゴムがきつくないもの

NG 電気毛布、電気敷布、過度の温め過ぎ、冷やし過ぎ

→詳しくは『赤ちゃんができる子宝マッサージ』（PHP研究所）を!

※3 『日本語リソースブック』JSPACC　1988年
※4 「母の年齢別にみた年次別出生数・百分率及び出生率（女性人口千対）」厚生労働省　2012年9月
※5 松石竹志他「ダウン症児誕生の季節性について」横浜国立大学

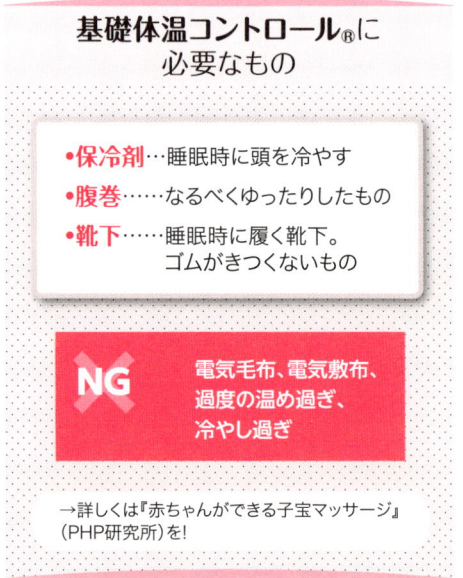

ました。暑くなっていくさなかに妊娠するとダウン症のお子さんが生まれやすく、寒くなっていく時期に妊娠すると生まれにくい傾向のようです。

そこで「基礎体温コントロール®」を考案して、母体になるべく負担をかけないようにしました。基礎体温は外気温や室温などの影響を受けますから、その要因をコントロールできれば基礎体温は安定します。**卵子や染色体はたんぱく質からできており、**たんぱく質は温度で成熟度が変わります。基礎体温をコントロールできれば、造卵速度や分割速度、染色体のエラーなどもある程度変えることができるようになります。

タバコも厳禁。染色体エラーや頭痛持ちの子供に

タバコは是非、夫婦で止めて欲しいと思

喫煙者の妊娠に対するデメリット

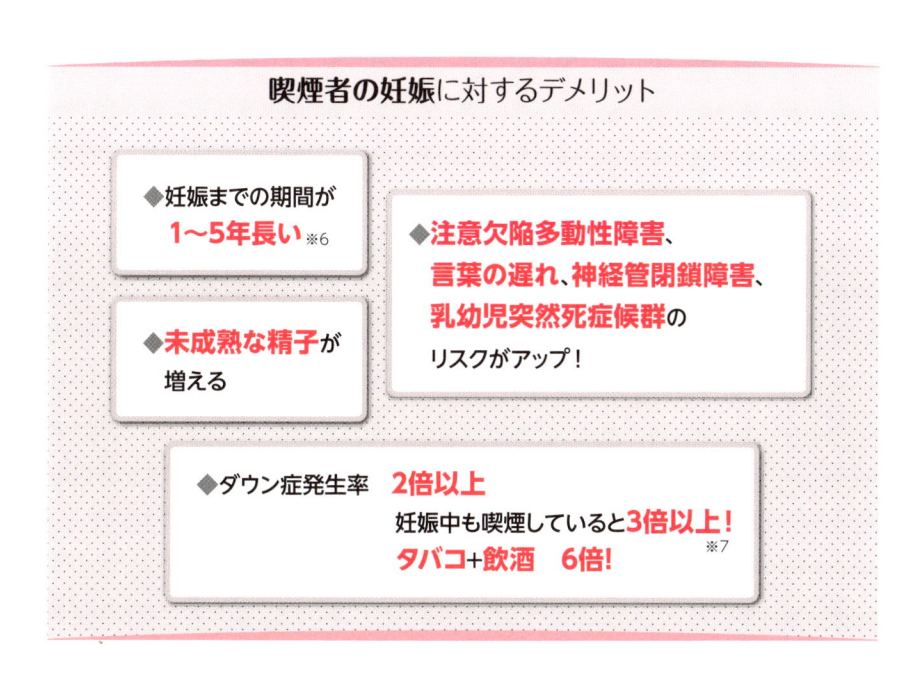

◆妊娠までの期間が**1〜5年長い**※6

◆**未成熟な精子**が増える

◆**注意欠陥多動性障害**、**言葉の遅れ**、**神経管閉鎖障害**、**乳幼児突然死症候群**のリスクがアップ！

◆ダウン症発生率　**2倍以上**
妊娠中も喫煙していると**3倍以上！**
タバコ+飲酒　6倍！※7

※6　「母子保健事業従事者のための禁煙・受動喫煙防止支援マニュアル」東京都福祉保健局　平成16年7月
※7　Yang Q, Sherman SL, Hassold TJ, Allran K, Taft L, Pettay D, Khoury MJ, Erickson JD, Freeman SB: Risk factors for trisomy 21: maternal cigarette smoking and oral contraceptive use in a population-based case-control study. Genet Med 1(3):80-88,1999

います（デメリットはP27図）。

健康に生まれてきても、大きくなってから頭痛で悩まされる可能性が高くなったり[※8]、喘息《ぜんそく》やアレルギー持ちの子供になったりするリスクも高まります。

子供の将来にとってタバコは害でしかありません。妊活を始めると同時に、夫婦そろってタバコを一切止めるようにしましょう。

食品添加物を減らすことが元気な赤ちゃんへの第一歩

食品添加物は、やはり妊娠に対してマイナスに働くようです。食品添加物は精子の形成に影響を与えることがわかりましたし[※9]、よく使用されるソルビトールという甘味料は精子の運動率を減らしてしまいます[※10]。卵子に比べて精子の方が短期間に大量につくられる分影響が出やすいのですが、これは卵子にも影響が出るようです。**パートナーに少しでも食事を楽しんでもらいたい**という願いが、食品添加物を使わなくてもおいしい食事を用意する原動力になってくれることでしょう。

食品添加物を減らすには

- できるだけ
お惣菜やお弁当、冷凍食品を
買わない、使わない
- できるかぎり
自分で食事をつくる。
添加物が入っているものは
使わない
- カット野菜、輸入野菜は
使わない

※8　Carlos E Fabbri et al. Maternal smoking during pregnancy and primary headache in school-aged children: a cohort study Cephalalgia March 2012 32: 317-327, first published on January 30, 2012
※9　Bedrich Mosinger, et al. Loss of testes-expressed “taste” genes results in male sterility in mice. Proceedings of the National Academy of Sciences. 10.1073/pnas.1302827110
※10　北條康司他「天然甘味料D-ソルビトールは最大無作用量(NOEL)の1/10量の経口投与でも 成熟雄性マウスに 精子障害を与える」日本薬学会　衛生薬学・環境トキシコロジー一般講演　2003年10月28日

睡眠と運動も卵子の質に関係する

卵子の質は上げられる

睡眠によって生殖機能の働きは左右される

概日《がいじつ》リズムという言葉を聞いたことがあると思います。これは朝日を浴びることで、およそ25時間という体内時計を24時間にするというものです。

リセット後14～16時間後にメラトニンが分泌され始め、睡眠へと向かいます。メラトニンは睡眠に関与するホルモンとして知られていますが、もうひとつとても重要な働きを担っています。

脳下垂体から分泌されるＦＳＨ（卵胞刺激ホルモン）やＬＨ（黄体形成ホルモン）は視床下部から出てくるＧｎＲＨ（性腺刺激ホルモン放出ホルモン）によって分泌がコントロールされています。でも、性腺刺激ホルモン〝抑制〟ホルモンは、その存在がわかりませんでした。

近年になってようやくこの抑制のしくみがわかってきました。その抑制をコントロールしているのがメラトニンだったのです。「メラトニンが性腺刺激ホルモン放出ホルモンをつくるニューロンに作用して、生殖機能を抑制している」※1ということでした。ようするに、**概日リズムを正しく刻むことで生殖機能を正しくコントロールできる**ということです。

※1　Takayoshi Ubuka et al. Melatonin induces the expression of gonadotropin-inhibitory hormone in the avian brain. PNAS February 22, 2005 vol. 102 no. 8

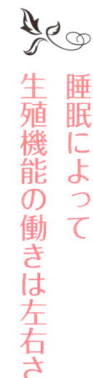

生殖機能を正しくコントロールするには

●早寝早起きをして朝日を浴びる

25時間の体内時計を24時間にリセットしてメラトニンが分泌されるようにする。

●夜は携帯電話やテレビなど強い光を見ない

睡眠前に強い光を浴びると、メラトニンの分泌量が減る[※2]。

運動量が妊娠のしやすさを左右する

患者さんの中には、運動している方が少なくありません。ある方は、仕事を終え、その足でエアロビクスなどで汗を流していました。この方には2つの理由でエアロビクスを止めてもらいました。ひとつは、夜間は休息に向かう時間なので運動には不向きの時間帯であること。もうひとつは、エアロビクスのような運動強度の高いものは妊娠しにくくしてしまうからです[※3]。

もちろん全ての人に軽い運動がよいというわけではありません。参考にした論文では、BMI[※4]25以上の方は少しきつい運動（エアロビクスやジョギング程度の運動）をした方が妊娠するとありました。しかし患者さんを見ていますとBMIよりも体脂肪率のほうが、その傾向が見られました。ですから、体脂肪率30％以上の方は少しきつめの運動をしてもよいと思います。

おすすめとしては、**午前中にウォーキングを40分程度行うこと**。これは体脂肪率に関係なく効果が得られます。やはり、骨盤内の血流をアップさせるためには股関節をしっかり動かすウォーキングが一番ですね。

※2　宮内文久「女性の深夜・長時間労働が内分泌環境に及ぼす影響に関する研究」 働く女性健康研究センター 2006年

※3　Wise LA et al. A prospective cohort study of physical activity and time to pregnancy. Fertil Steril. 2012 May;97(5):1136-42.

※4　Body Mass Index。体重と身長の関係から算出される肥満度を表す体格指数で、体重（kg）を身長（m）の2乗で割って算出する。

元気な子供を産むための生活習慣

その他、生活で知っておきたいこと

適度な日光浴は子供の多発性硬化症を減らす

難病のひとつ多発性硬化症《たはっせいこうかしょう》は、中枢神経《ちゅうすうしんけい》系の慢性炎症性脱髄疾患《まんせいえんしょうせいだつずいしっかん》で、今まで健康な生活を送っていた人が、いつの間にか体が蝕《むしば》まれ、10万人に8～9人の割合で発症します。日本ではこの30年間で患者数が4倍に、発症年齢のピークも若くなり、特に女性患者が増えたといわれています。[※1] この病気は、高緯度地域ほど有病率が高いといわれており、日本では北海道十勝地区に多く見られ、2013年の調査では10万人に対し14人を超えます。遺伝性もあるようですが、最近では妊娠初期に紫外線をあまり受けていないことが、将来的に子供の発病を増やす原因のひとつだとわかってきました。[※2] 紫外線を避け、体内でビタミンDがつくられる量が減ることが関係しているようなのです。

妊娠初期は、着床状態が不安定なこともあり、外出を控える人もいるでしょう。ですが、気分転換も含めて朝の散歩は行ってほしいと思います。それが、赤ちゃんの30年後に健康を届けることになるのです。

低GI値にこだわる必要はない

妊活講座などで食事の話をするときは、

※1　吉良潤一「日本人多発性硬化症の臨床研究における最近の進歩」日本神経学会 臨床神経学 49巻9号 2009年
※2　Staples J et al. Low maternal exposure to ultraviolet radiation in pregnancy, month of birth, and risk of multiple sclerosis in offspring: longitudinal analysis. BMJ. 2010;340:c1640

精白米をすすめています。残留農薬などの問題もあるのですが、食事で血糖値の上げ方を変えることは難しくないからです。また、妊娠中、お腹の赤ちゃんが大きくなり過ぎることがあります。外国では低GI値の食事をするように指導するようですが、低GI食では赤ちゃんの体重を抑制することはできないことがわかっています[※3]。

食事の仕方で血糖値の上げ方を変えることは難しくない、という考え方はGL値(Glycemic Load)[※4]を基にしています。

GI値は発表しているところによって数値にばらつきがあり、低GI値の食材だけで食事を構成すると、炭水化物が少なくなってしまうからです。炭水化物は体を動かすために重要な栄養素で、脳はその分解物であるグルコースしか使えません。糖尿病の人が1日に必要なグルコースの最低量は

食事で**血糖値の上げ方**は変えられる

GL値

(血糖値を上昇させる程度を表す指数。炭水化物が少ないとGL値も低くなる)
で考えるのがベスト。
GL値は、炭水化物(g)×GI値÷100 で割り出す。

(例) **白米**と**たけのこご飯**で比べる

白米 150g	たけのこご飯 150g
炭水化物55.7g GI値88	炭水化物52.5g GI値83
55.7g×88÷100= 49.0	52.5g×83÷100= 43.6

GL値 5.4ポイントダウン!

※3 Walsh JM et al. Low glycaemic index diet in pregnancy to prevent macrosomia (ROLO study): randomised control trial. BMJ 2012;345:e5605.

※4 食事中の炭水化物含有量とその平均 GI との積である食事の糖負荷のことで血糖値を上昇させる指標

※5 Dietary Reference Intakes for Energy, Carbohydrate, Fiber, Fat, Fatty Acids, Cholesterol, Protein, and Amino Acids (Macronutrients) THE NATIONAL ACADEMIES PRESS 2005

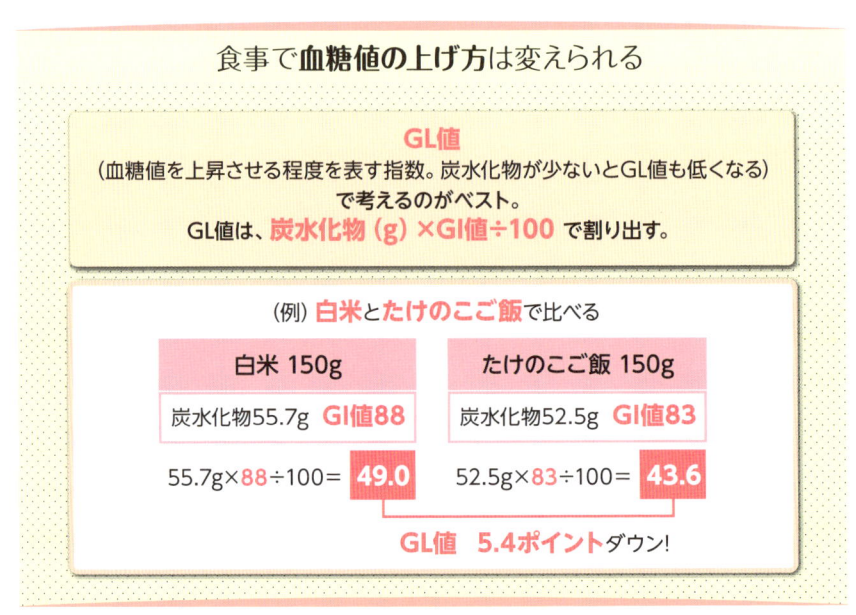

１３０ｇ[※5]ですから、健康な人が日常生活を送っていくうえで必要な量はもっと多くなります。血糖値を上げ過ぎないことは大切ですが、そればかりにとらわれていると栄養バランスを崩す恐れがあります。

サプリメントは飲む意味があまりない

最近、ビタミンやミネラルを摂取するのにサプリメントを選ぶ人が増えてきていますが、妊娠中のサプリメントが、子供に与える影響はないのでしょうか。

子どもの骨を丈夫にしたいとビタミンＤを飲む人がいますが、子供の骨の丈夫さには関係がありませんでした。[※6]また乳児の死亡率を下げるためのビタミンＡやβ-カロテンも死亡率は変わりませんでした。[※7]妊婦の死亡を予防するためにビタミンＡを処方することもありますが、これも減少していません。[※8]

妊娠時の高血圧によって起こる症状を予防し、血流の改善や抗酸化ビタミンの作用を期待するためにビタミンＣとＥを併せて服用させることもありますが、これも効果は見られませんし、[※9]産後うつの予防のためのＤＨＡ服用も意味が見出せませんでした。[※10]食事で摂れていれば、サプリメントで摂る必要はないのです。

唯一、Ｌ-アルギニンと抗酸化サプリメントの補給によって妊娠高血圧腎症が予防できたという報告がありますが、[※11]和食なら、Ｌ-アル

※6　Lawlor DA et al. Association of maternal vitamin D status during pregnancy with bone-mineral content in offspring: a prospective cohort study. Lancet, Early Online Publication, 19 March 2013.

※7　West KP Jr et al. Effects of Vitamin A or Beta Carotene Supplementation on Pregnancy-Related Mortality and Infant Mortality in Rural Bangladesh: A Cluster Randomized Trial. JAMA. 2011;305(19):1986-1995

※8　Kirkwood BR et al. Effect of vitamin A supplementation in women of reproductive age on maternal survival in Ghana (ObaapaVitA): a cluster-randomised, placebo-controlled trial. Lancet. 2010;375(9726):1640-1649

※9　Roberts JM et al. Vitamins C and E to Prevent Complications of Pregnancy-Associated Hypertension. NEJM. 2010;362:1282-1291

※10　Makrides M et al. Effect of DHA Supplementation During Pregnancy on Maternal Depression and Neurodevelopment of Young Children: A Randomized Controlled Trial. JAMA. 2010;304(15):1675-1683

※11　Vadillo-Ortega F et al.Effect of supplementation during pregnancy with L-arginine and antioxidant vitamins in medical food on pre-eclampsia in high risk population: randomised controlled trial. BMJ 2011;342:d2901

ギニンは比較的多く摂取できるので、これも必要はないでしょう。

　ですから、サプリメントは生まれてくる子供や妊婦の健康に対して、成果は得られないものが多いと考えた方がよいでしょう。

鉄と葉酸は食事で摂るようにする

　栄養素を必要量摂ることで、さまざまな状態を改善することができます。本書のレシピは、妊娠しやすい体づくりのために糖質とたんぱく質、脂質の摂取バランスを中心に考えていますが、鉄分や葉酸についても留意したものになっています。

　母体が貧血だと子供の発育が悪くなることは知られています。鉄の摂取量が増えることで赤ちゃんの体重も増えやすく、未熟児で生まれたときのリスクも減らせます。[※12]

　葉酸は、DNA複製に必要不可欠な栄養素です（P119）。健常児に生まれてきた子の中でも十分な鉄＋葉酸の摂取をしていた場合、子供の知能面や運動面の発育もアップさせてくれます。[※13]

鉄と葉酸を摂るメリット

鉄を食材から摂る

子供の体重が増えやすい
未熟児で生まれたときのリスクを減らせる※12

葉酸を食材から摂る

妊娠前から摂取したい！

ダウン症の発生率
自閉症のスペクトラム障害の発生率※14
重度の言語発達障害のリスク※15低下！

鉄＋葉酸を食材から摂る

知能面や運動面の発育アップ

※12 Haider BA et al. Anaemia, prenatal iron use, and risk of adverse pregnancy outcomes: systematic review and meta-analysis. BMJ 2013;346:f3443
※13 Christian P et al. Prenatal Micronutrient Supplementation and Intellectual and Motor Function in Early School-aged Children in Nepal. JAMA. 2010;304(24):2716-2723
※14 P Surén et al.Association Between Maternal Use of Folic Acid Supplements and Risk of Autism Spectrum Disorders in Children. JAMA. 2013;309(6):570-577.
※15 Roth C et al. Folic Acid Supplements in Pregnancy and Severe Language Delay in Children. JAMA. 2011;306(14):1566-1573.

サプリメントよりも食事の中でどれだけ必要量を満たせるかを考えましょう。

昔から食べている食材が体にはいい

どんな食材を食べるのがよいか、という質問を受けることがあります。日本で昔から食べていたものがよい、と答えるようにしています。

以前、お茶の研究をしていたことがあります。そのときに、ルイボスティーについて詳しい情報を得る機会がありました。妊活のためには、ルイボスティーを飲むのは避けて欲しいのです。ルイボスティーには、強い抗酸化作用があることが知られています。それが精子に対してプラスに働き、精子の質の改善に役に立つといわれていました。実際にネズミでの実験でも精子量、運動率などが改善されたのですが、一定以上飲み続けると妊娠しにくくなるだけでなく、肝臓や腎臓などの機能にもマイナスの影響を引き起こす可能性があることがわかったからです[※16]。

アボカドやアサイーベリー、ナッツ類なども、常食によるデメリットが報告されています。例えば、アボカドには血管作動性アミンであるセロトニンを多く含み[※17]、頭痛などの原因になってしまうことがあります。アサイーベリーやナッツ類はアレルギーが問題になっています。ヤシ科のアレルギーがある方は同様の注意が必要で、即時型やショック症状を引き起こすこともあります。目新しい食材に飛びつくのもわからないでもないのですが、昔から食べている食材に目を向けて食べるようにしましょう。

※16 C.S. Opuwari et al. In vivo effects of Aspalathus linearis (rooibos) on male rat reproductive functions. Article first published online: 6 SEP 2013
※17『アレルギー疾患ガイドブック 2004』東京都健康局地域保健部環境保健課 2004 年 3 月

「子宝ごはん」を始めよう!

基本は3食しっかり食べる

ひと口50回、1食30分かけて食べる

できればひと口につき50回は噛《か》んでください。これにはいくつか理由があります。

そのひとつに、唾液に含まれる酵素の働きを十分に活用したいという理由があります。唾液には消化酵素であるアミラーゼのほか、ラクトペルオキシダーゼやラクトフエリン、ヒスタチンといったものも含まれています。ラクトペルオキシダーゼは抗菌作用や活性酸素を抑制する働きが、ラクトフェリンには抗酸化作用が、そしてヒスタチンには歯周病菌の活性化を抑える作用[※1]が

ひと口50回噛む3つの理由

理由 1　空気を飲み込む量が少なくなる

女性はガスを溜め込みやすい。よく噛まないと、空気を飲み込んでしまい、よりガスを溜め込むことに。このガスが子宮や卵巣を圧迫して血行を悪くする。

理由 2　唾液に含まれる酵素の働きを活用する

唾液にはアミラーゼという消化酵素などが含まれ、炭水化物(でんぷんなど)の消化を助ける働きがある。

理由 3　時間を30分はかけて食べ、満腹中枢に働きかけて食べ過ぎを予防する

※1 『「傷口につば→早く治る」メカニズムの一端解明』読売新聞　2009年6月27日

あります。特に歯周病菌の活性化を抑えることは、子宮内膜症の改善や精子の運動率に影響を与えます[※2]から、しっかりとよく噛んで唾液の中の酵素を利用したいものです。

朝食は多めに、夕食は控えめに

本書のメニューはカロリーの配分が、夕食よりも朝食の方が多くなっています。〝伝統的〟な日本の食事は朝食が少なくて夕食が多いと思われていますが、朝食の量が少なくなってきたのは、職場と住居が分離し始めた戦後になってからです。イスラエルの研究では、特に多《た》嚢《のう》胞《ほう》性《せい》卵巣症候群の女性は朝食をしっかり食べることでインスリン抵抗性や高アンドロゲン血症などが改善されて妊娠しやすくなるといいます。[※3]

いきなりしっかりとした朝食を食べるのは少し大変でしょう。ですが、朝食を抜くと夕食を食べてから昼食までの時間は軽く12時間を超えてしまいます。その間に食事を摂らないと血糖値が下がり過ぎてしまい、昼食を摂った後に血糖値が急激に上がってしまいます。これが多嚢胞性卵巣症候群を形作る最大の原因に。それを予防するためにも朝食をしっかり食べましょう。

食物繊維を多めに摂り、糖質の吸収を緩やかにする

本書のメニューはＧＩ値[※4]をあまり考慮していません。例えば、今回の献立では精白米を使っています。精白米よりも玄米の方がＧＩ値も低く、微量栄養素も玄米の方が豊富ではあるのですが、糠《ぬか》の部分に農薬が残留してしまうこと、完全無農薬米は非常に高価であること、そして食事の摂り方に

※2　Klinger A et al. Periodontal status of males attending an in vitro fertilization clinic. J Clin Periodontol. 2011 Jun;38(6):542-6.
※3　Daniela Jakubowicz et al. Effects of caloric intake timing on insulin resistance and hyperandrogenism in lean women with polycystic ovary syndrome. Clinical Science (2013) 125, (423-432)
※4　炭水化物が糖質に変化する速さを表す指標

よって、ＧＩ値が高くても血糖値の上昇を緩やかにすることが可能であるために精白米を使うことにしたのです。また、着床率を上げやすくするためと、ＧＩ値を気にしなくてもいいように、普段の食事に比べて食物繊維が少し多めになっています。

食物繊維は、腸内で免疫調整機能を高める働き[※5]があり、これが着床にとっては大きなメリットとなります。そして、食物繊維の存在が糖質の吸収を緩やかにして血糖値が急激に上がらないようにしてくれます。[※6]

体温より冷たいものを口にしない

人の体は温度の影響を強く受けます。血液を含む体液の流れというのは重力や運動による影響と温度の影響を強く受けますし、体の調節を行う酵素も温度によりその活性化が変化します。体を構成する重要な要素のたんぱく質は、温度により熟成速度が決まります。その関係で体温を保つということは、妊娠以前に体の機能を高めるのにとても重要なことといえます。

体温を保つために多くの方が注意を払うのは室温であったり衣服といった「体の外からの温度」対策です。特に夏の暑さや冬の寒さには十分過ぎるほど注意を払うのですが、「体の内からの温度」に対しては注意を払っていないように感じるのです。子宮や卵巣の機能を高めるためには、体温より冷たいものを口にしない、よく咀嚼《そしゃく》して体温に近づけてから飲み込むことが大切です。

子宝ごはんは月経初日からはじめ、3周期は続けよう

本書で紹介している子宝ごはんは、月経

※5　山田耕路　「多機能性食品の開発に関する研究」日本栄養・食糧学会誌 第65巻第2号 2012年 59-64頁
※6　大隈一裕他「難消化性デキストリンの開発」、『Journal of applied glycoscience』日本応用糖質科学会 第53巻第1号 2006年 65-69頁

初日からはじめてください。なぜなら、卵子の質を決定づける時期は卵胞期前半だと考えられるからです。卵子の質のアップのために卵胞が持ち上がりはじめる月経開始時期から十分な栄養を食事から摂り、少しでも質の改善を図ることができればと考えています。

また、本書のメニューは、最低でも3周期[※7]続けることを勧めています。

卵母細胞が持ち上がり、排卵するまでに約12周期半必要になります。特に、胞状卵胞になってから排卵するまでに3周期。卵子の質をアップさせるということを考えると、できればこの胞状卵胞から育てていきたいと思うのです。

卵子の質を最終的に決定づけるのは、排

ドリンクは、
室温と同じ温度でもNG

20度の水を
コップ1杯飲むと

↓

胃の温度は一気に
20度まで下がる

↓

胃の働きが
急激に落ち込む。
胃酸分泌も消化作用も
低下する

↓

ガスが発生しやすくなる

↓

子宮や卵巣が圧迫され、
血流が悪くなる

氷入りの水だと
腹部全体の機能を
低下させることに！

※7　1周期は月経1日めから次の月経が来るまで。

卵周期の卵胞期前期。月経開始日から7日めくらいまでが一番重要なのですが、たったひとつの細胞であった卵母細胞が胞状卵胞になるころには、最終的に卵胞内に卵子ができるかどうかが決まってきます。卵胞の中に必ずしも卵子が存在しているわけではありません。空胞率を下げるためには、やはり胞状卵胞のころから何かしらの手を打ちたいと思うのです。

そして、卵子の細胞膜をつくるのはこの時期ですから、適切な栄養を摂ることで、よりよい細胞膜を形成したいのです。弱い卵子は、採卵時に崩れてしまうこともあり、卵子の周囲にある透明帯が厚くかたい状態だと受精するのも困難になります。

卵子は食事から作り出されます。より質のよい卵子を手にするためには3周期かけて卵子の質を高めて欲しいと思います。

妊娠力を上げる生活習慣

生活習慣

・少なくとも23時には就寝を
・睡眠時間はできれば7時間連続で
・体を締め付ける服装は避ける
・体脂肪率は18.5〜26%を目指す
・ヒールの高さは身長の1.5%程度のものを
・夏や冬はエアコンなどを使って寝室の室温を一定に保つ（夏の寝室は25度を超えないように、冬は18度未満にならないように）
・足を組まない

運動

・卵胞期は1日1万2000歩を目標に歩く
・散歩はなるべく早い時間に
・週に1回は1時間程度、翌日に疲労が残らない程度の運動を
・夜の運動は控える
・骨盤底筋群の強化を行う

ストレス

・適度なストレスは妊娠のために必要
・避けたいストレスは自分を否定されることと寒さと暑さ
・夫婦喧嘩は避けたい

夫婦行為

・行為は子づくりとして行うのではなく、愛情表現
・射精が目的ではない。お互いが気持ちよく行為が持てるように
・できれば月経終了から排卵までの間に、行為の回数を多く
・2人の時間を大切に

食生活

・食事はよく噛んで30分はかけたい
・体温より冷たいものは飲食しない
・脂っこいもの、香辛料のきついもの、添加物の多いものは避ける
・乳製品、卵、お酒は禁止
・食事はまず野菜をひと口食べてから

第2章

妊娠力を上げる
子宝ごはんレシピ

食事を変えると、妊娠力がグッと上がることはお分かりいただけたと思います。まずは月経期から2週間、このレシピをそのままつくってみてください。3周期以上続けることが効果的です。

本書のレシピは、こう使おう！

本書で紹介している子宝ごはんレシピは、第1章（P10～40）を具体化したものです。月経周期や簡単なルールにあわせて行ってくださいね。

［月経周期にあわせてメニューを変え、組みあわせる］

月経期	**月経1日め～5日め。**古くなった子宮内膜を体外に排出する時期。	➡ 月経期1日め～3日めのメニュー（P44～67）の中から自由に選んで食べる
卵胞期前半	**月経開始から6日め～8日めあたり。**卵子の質を決定づける時期。	➡ 卵胞期前半1日め、2日めのメニュー（P68～83）の中から自由に選んで食べる
卵胞期後半	**月経期9日め～排卵期まで。**卵胞の大きさが10mmを超えたあたりの時期。卵胞の成長とともに、子宮内膜を厚く育てる時期。	➡ 卵胞期後半1日め～5日めのメニュー（P84～123）の中から自由に選んで食べる

［1日の栄養成分の割合］

＊糖質…………50～55%
＊たんぱく質…25～30%
＊脂質…………20%

この本の材料、つくり方について

・小さじは5ml、大さじは15ml、1カップは200mlです。
・電子レンジの加熱時間は600Wの場合の目安です。
・少量の油でも焦げ付かないよう、フライパンはフッ素加工のものがおすすめです。
・各レシピに出ている表示カロリーは1人分。材料の野菜などのグラム表記は可食部のみ。『五訂増補 日本食品標準成分表』をもとに算出しています。

［NGな食品、避けたい食品］

NG 牛乳・乳製品
NG 卵・卵製品
NG スイーツ、人工甘味料
NG アルコール（調理分を除く）
▲ 加工食品、果物
▲ 脂っこいもの、香辛料のきついもの

[子宝ごはんのかんたんルール]

1 メニューはアレンジしたり、入れ替えたりせず、すべてレシピ通りに

1日めと2日めの昼食を入れ替えるなどはNG。摂取エネルギーだけでなく、ほかの栄養成分もきっちり計算されたレシピなので、分量をはかってつくりましょう。食材もできるだけ残らないように工夫したメニューになっています。

2 夫婦とも同じものを食べる。平日のお昼はお弁当にする

妊活は、2人で協力し合うことが大切。この期間だけ、平日のランチは愛妻弁当を。本書ではお弁当の例も紹介しています。

3 パートナーの食事量は、自分の分より1割増しと考える

1日の摂取エネルギー、女性は1800kcal、男性は2000kcalを目安にしています。本書の表示は女性1人分のカロリーです。男性の分は1割増しにしてください。

4 月経期から卵胞期までは本書のメニューで。3周期以上続ける

約1か月のうち、だいたい14日くらい本書のメニューを続けてください。3周期以上続けることで、効果が出やすくなります。

5 朝食、昼食のお弁当の準備は前日の夜にしておく

子宝ごはんは通常の食事と違い、朝食にいちばんエネルギーを摂っています(朝食目安700kcal、昼食目安600kcal、夕食目安500kcal)。朝は何かと忙しく、平日はお弁当もつくることに。できるだけ前日の夜に準備しておきましょう。準備できるものは、前日の夜に作っておこう! 下ごしらえは前日の夜にしておこう! などで表示してあります。

6 野菜から食べる。そして主菜、副菜、ごはん、汁ものを交互に食べる

血糖値の上昇を緩やかにします。多嚢胞性卵巣症候群の予防や改善につながります。

7 30分は時間をかけて食事する

ゆっくり時間をかけて食べることは、満腹中枢に働きかけて食べ過ぎを予防してくれます。

月経期1日めのメニュー

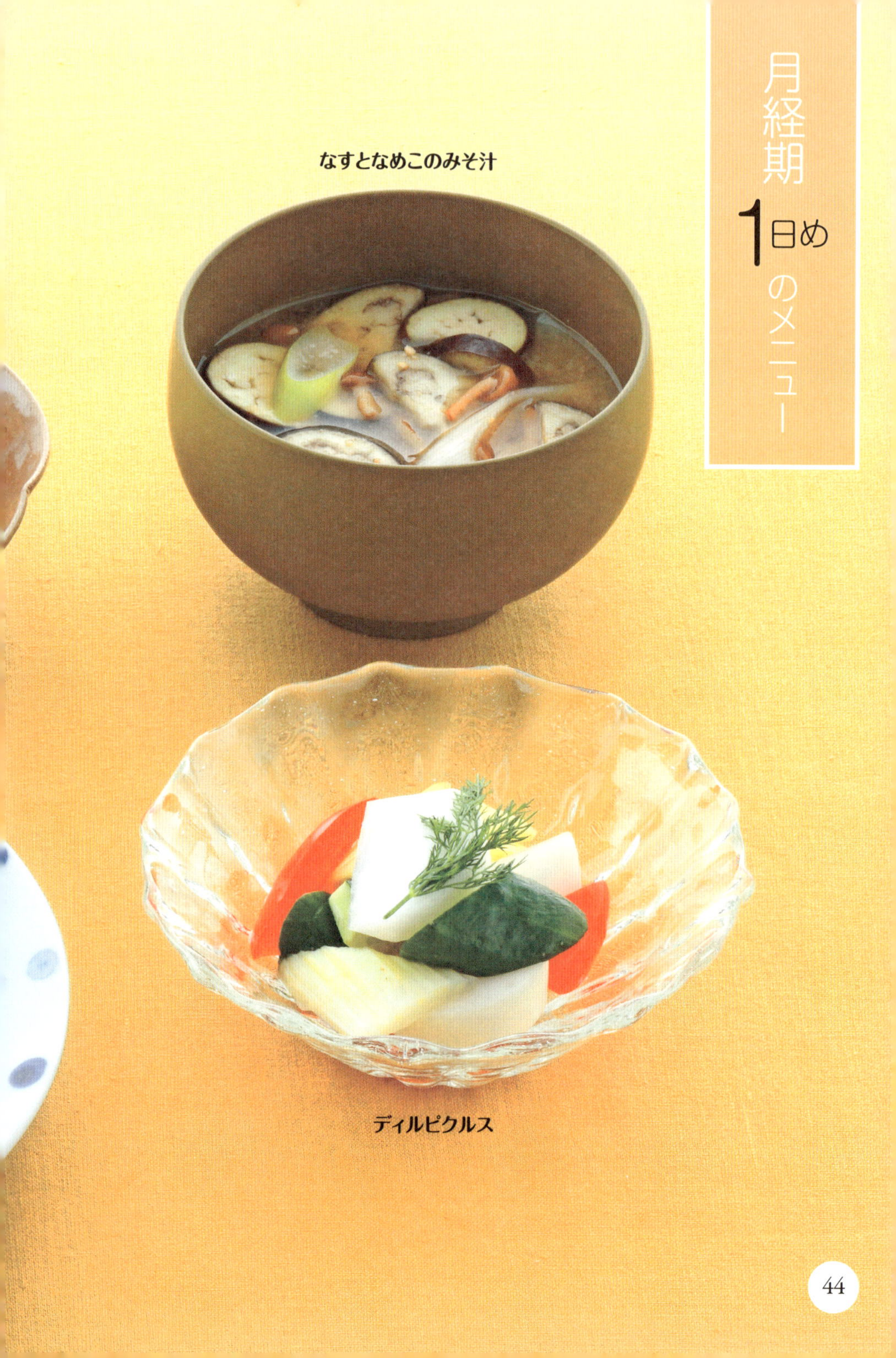

なすとなめこのみそ汁

ディルピクルス

朝食
704kcal

→つくり方は46ページ

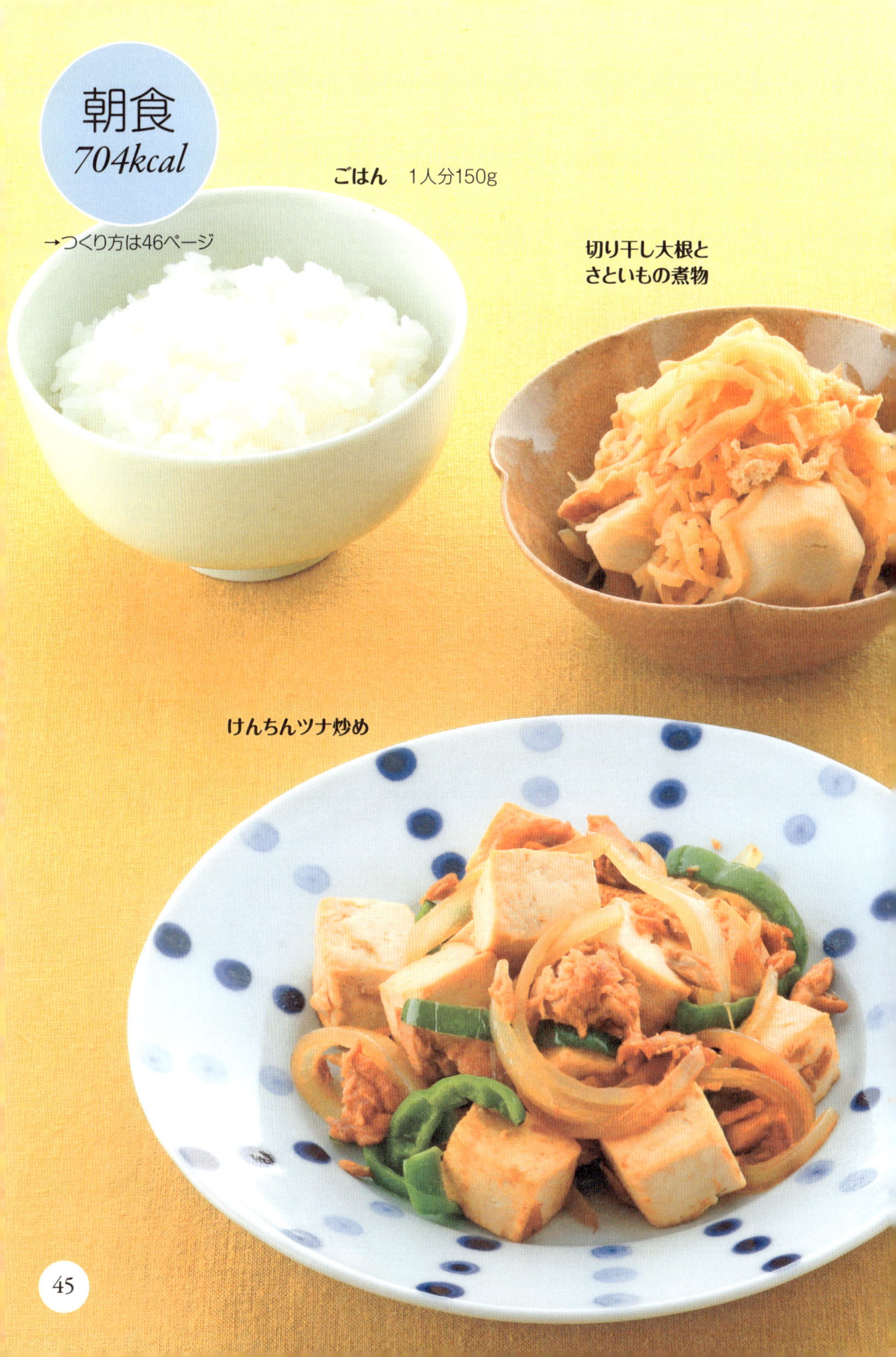

ごはん　1人分150g

切り干し大根と
さといもの煮物

けんちんツナ炒め

切り干し大根とさといもの煮物

前日の夜に作っておこう！

材料（2人分）

切り干し大根……30g
油揚げ……30g（1.5枚）
さといも……120g（中6個）
かつおだし……1カップ（つくり方→P75）
A［しょうゆ……大さじ1
　酒、砂糖……各小さじ2

つくり方

1 切り干し大根は水でかために戻し、水けをしぼり食べやすい長さに切る。油揚げは油抜きし、長さ半分の細切りにする。さといもは皮をむいてひと口大に切り、塩もみ（分量外）をしてぬめりをとり、串がすっと通るまで下ゆでする。
2 鍋にかつおだしとAを入れて火にかけ、煮立ったら、1を加えて、弱火で10分ほど煮含める。

けんちんツナ炒め

下ごしらえは前日の夜にしておこう！

材料（2人分）

木綿豆腐……300g（1丁）
ツナ（水煮缶）……70g（1缶）
たまねぎ……60g（大1/4個）
ピーマン……40g（小2個）
サラダ油……大さじ1
A［オイスターソース……大さじ1/2
　酒……小さじ2、しょうゆ……小さじ1
こしょう……少々

つくり方

1 木綿豆腐は水けをきり、2cmの角切りにする。ツナ缶は汁けをきる。たまねぎ、ピーマンは横に細切りにする。
2 フライパンにサラダ油を中火で熱し、ツナ、たまねぎを炒めて、しんなりしたら豆腐、ピーマンを加えて炒め合わせる。
3 Aを回し入れて全体にからめ、こしょうで味を調える。

月経期
1日め

朝食

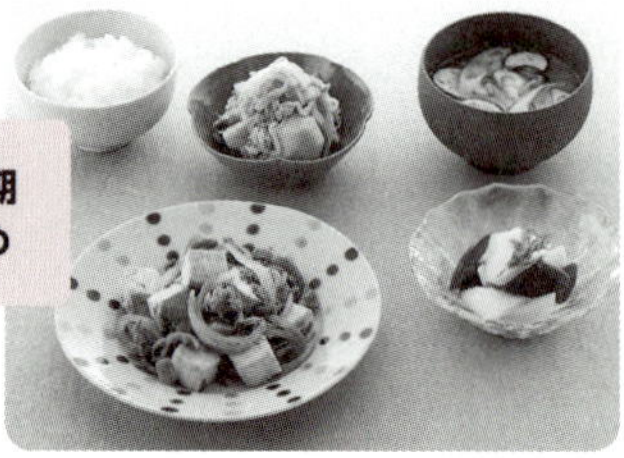

ディルピクルス

2食分まとめて、前日の夜に作っておこう！

材料（2人分×2回分）

かぶ……120g（中3個）
パプリカ（赤）……40g（1/4個）
セロリ……40g（1/2本）
きゅうり……40g（1/2本）
ディル……1枝
A［水……1カップ、米酢……1/2カップ
　砂糖……大さじ3、あら塩……小さじ1
　赤とうがらし……1本

つくり方

1 かぶ、パプリカ、セロリ、きゅうりは、それぞれ小さめのひと口大に切る。耐熱ボウルに入れて、ディルをのせる。
2 鍋にAを入れて、ひと煮立ちしたら火を止め、1のディルの上からそそぐ。
3 あら熱がとれたら冷蔵庫に入れ、1時間以上味をなじませる。
4 器に、1/4量を盛る。冷蔵庫で約1週間保存できる。

なすとなめこのみそ汁

下ごしらえは前日の夜にしておこう！

材料（2人分）

なす……60g（小1本）
長ねぎ……20g（1/5本）　なめこ……40g
煮干しだし……1.5カップ（つくり方→P98）
みそ……小さじ4

つくり方

1 なすは1cm幅の輪切りに、長ねぎは斜め薄切りにする。なめこはさっと水洗いする。
2 鍋に煮干しだしを入れて沸かし、みそを溶かす。1を加えて、火を通す。

妊娠はいつまで可能なのでしょうか？

昨今の報道を見ていますと、42歳までに出産しないといけないような風潮になってきています。妊娠率はどんどん下がり、出産に向けてのリスクや障碍《しょうがい》を持ったお子さんの割合が上がってくると報道されています。高度生殖医療《こうどせいしょくいりょう》に関する補助金も、原則42歳までという指針が出されました。ですが、私は**50歳代でも十分に元気なお子さんを安全に出産することができる**と考えています。

実際の出産実績を見ていくと、高齢出産が“問題”になっている平成24年に、50歳以上での出産数は32人でした[※1]。今から90年ほど前、卵子提供も体外受精もない大正14年当時、50歳代の出産数は3,648人で[※2]、高度生殖医療が発達している現在と比較すると、実に114倍もの開きがあることが分かります。当時は高齢出産などというものが社会的に問題になることはありませんでした。なぜなら、大正14年当時の40歳以上の出生数は、平成24年の20歳代前半の出生数95,805人を大きく上回る132,433人もいたからです。

歴史的に見て、日本人は50歳代でも十分に子を生み育てることができるとわかります。それではなぜ、今の時代は50歳代での出産が少なくなったのでしょうか。考えられる原因として、就寝時間や運動量、催《さい》奇形因子《きけいいんし》の増加、そして栄養面の変化が挙げられます。これらを改善していくことで、50歳代の妊娠は珍しいことではなくなる可能が高くなるのです。

※1 「平成24年人口動態統計月報年計（概数）の概況」厚生労働省
※2 「母の年齢5歳階級別出生数（大正14年～平成16年）」総務省統計局

昼食
593kcal

→つくり方は50ページ

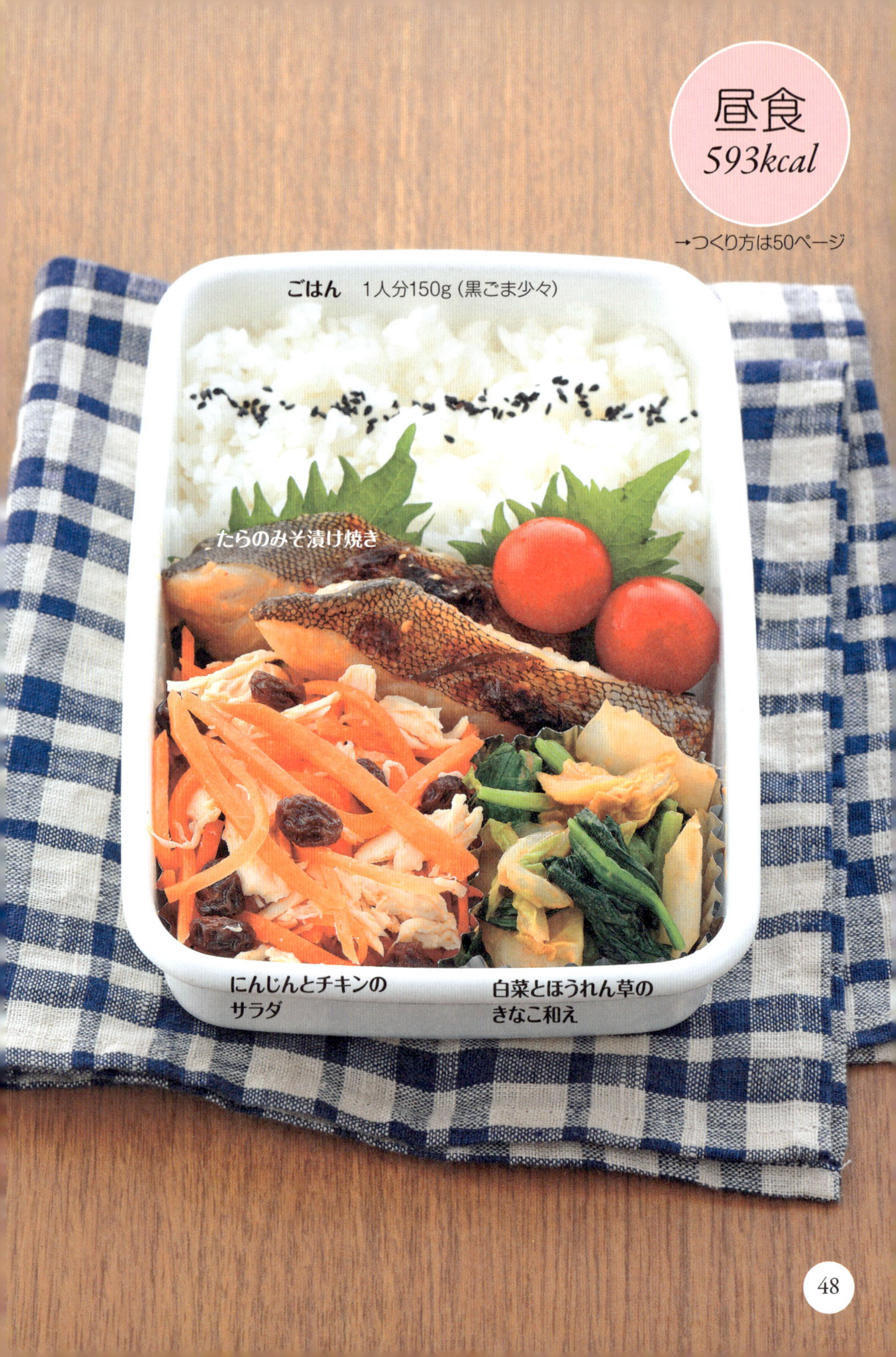

夕食
519kcal

→つくり方は51ページ

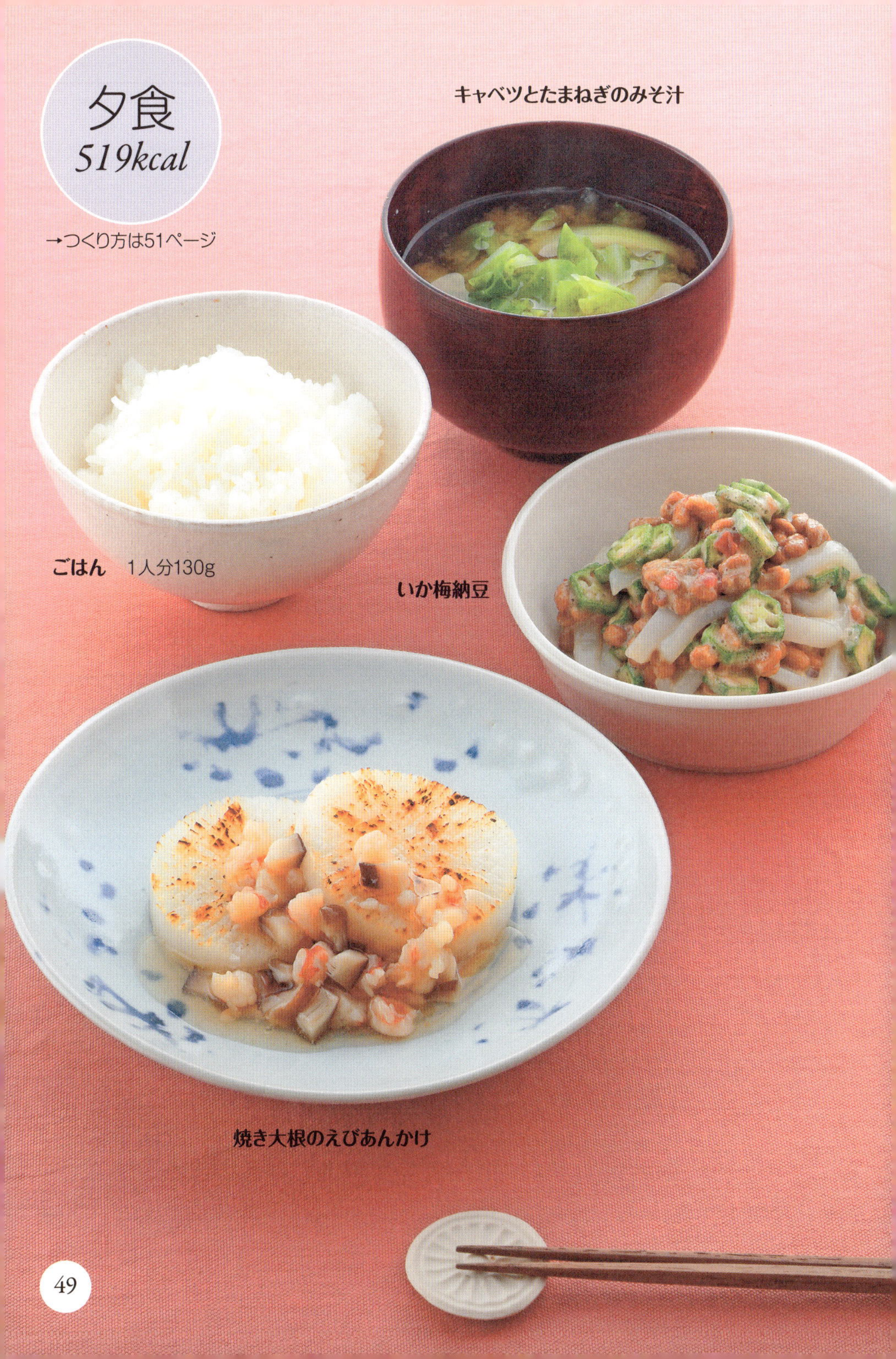
キャベツとたまねぎのみそ汁
ごはん　1人分130g
いか梅納豆
焼き大根のえびあんかけ

月経期
1日め

昼食

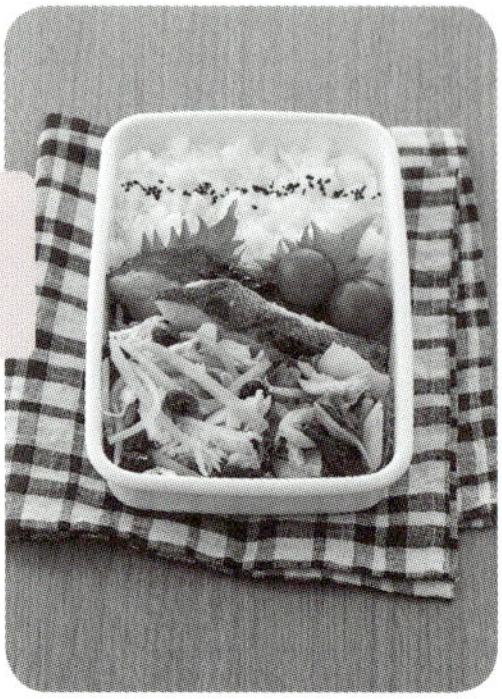

前日の夜に
作っておこう！

たらのみそ漬け焼き

材料（2人分）

A
- みそ……大さじ1
- みりん……小さじ1
- 酒……小さじ1

たら(切り身)……280g(4切れ)
ミニトマト……32g（4個）
青じそ……4枚

つくり方

1 ポリ袋にAを入れてあわせ、たらを加えて全体にからめて20分ほど漬ける。
2 表面についた漬けだれをこそげ落とし、グリルで中火で焼き、火を通す。焦げやすいので、途中でアルミホイルをかぶせるとよい。
3 ミニトマトと青じそを添える。

下ごしらえは
前日の夜に
しておこう！

白菜とほうれん草のきなこ和え

材料（2人分）

白菜……100g（中2枚）
ほうれん草……40g（1/5束）
きなこ……大さじ1

A
- しょうゆ……小さじ1
- 砂糖……小さじ1
- 水……小さじ1

つくり方

1 白菜はひと口大に、ほうれん草は2cm幅に切る。鍋に湯を沸かし、白菜、ほうれん草とも、さっと塩ゆで（分量外）して水に落とし、水けをよくしぼる。
2 ボウルにきなこ、Aを混ぜ合わせ、1を加えて和える。

下ごしらえは
前日の夜に
しておこう！

にんじんとチキンのサラダ

材料（2人分）

にんじん……100g（1本）
あら塩……小さじ1/5
鶏ささみ肉（すじなし）……100g（2本）
レーズン……大さじ2

A
- オリーブ油……大さじ1
- 米酢……小さじ2
- 砂糖……小さじ1

つくり方

1 にんじんは、細切りにして塩を全体にまぶし、10分ほどおく。水分がでてきたら、しんなりするまでよくもみ、水けをしぼる。鶏ささみ肉はゆでて、手で細かく裂く。レーズンは水に浸けて戻す。
2 ボウルにAを入れてよく混ぜ合わせ、1を加えて和える。

月経期
1日め

夕食

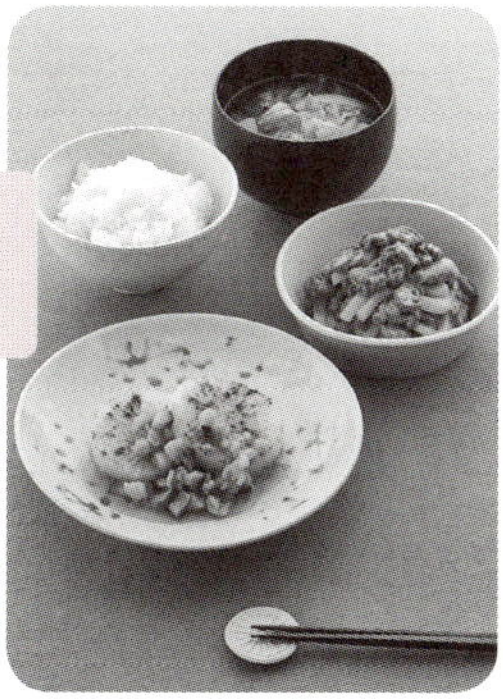

キャベツとたまねぎのみそ汁

材料(2人分)

キャベツ……60g(大1枚)
たまねぎ……40g(小1/4個)
煮干しだし……1.5カップ(つくり方→P98)
みそ……小さじ4

つくり方

1 キャベツはひと口大に、たまねぎはくし形に切る。
2 鍋に煮干しだしを入れて沸かし、みそを溶かす。1を加えて火を通す。

いか梅納豆

材料(2人分)

いか(刺身用)……200g
オクラ……40g(4本)
梅干し……10g(中1個)
しょうゆ……小さじ1/2
みりん……小さじ1/2
納豆……100g(2パック)

つくり方

1 いかは細切りに、オクラはさっと塩ゆでして(分量外)、小口切りにする。梅干しは、種をとって粗く刻む。
2 ボウルに梅干し、しょうゆ、みりんを入れて混ぜ合わせ、いか、納豆、オクラを加えてさっくり混ぜ合わせる。

焼き大根のえびあんかけ

材料(2人分)

大根……200g(長さ4cm)
えび(ブラックタイガーなど)
……60g(4尾)
干ししいたけ……5g(小2枚)
片栗粉……小さじ2
あら塩……少々

つくり方

1 大根は1cmの輪切りにして、格子状に切り込みを入れる。えびは殻をむいて粗みじん切りに、干ししいたけは水1カップ(分量外)で戻し、粗みじん切りにする。干ししいたけの戻し汁はとっておく。片栗粉は水大さじ1(分量外)で溶いておく。
2 フライパンを熱し、大根を並べる。焼き色がついたら裏返し、串がすっと通るまで焼く。
3 鍋に1の干ししいたけの戻し汁を入れて沸かし、えび、干ししいたけを加えて軽く煮る。塩で味を調えて、水溶き片栗粉でとろみをつける。
4 器に大根を盛りつけ、3のえびあんをかける。

月経期2日めのメニュー

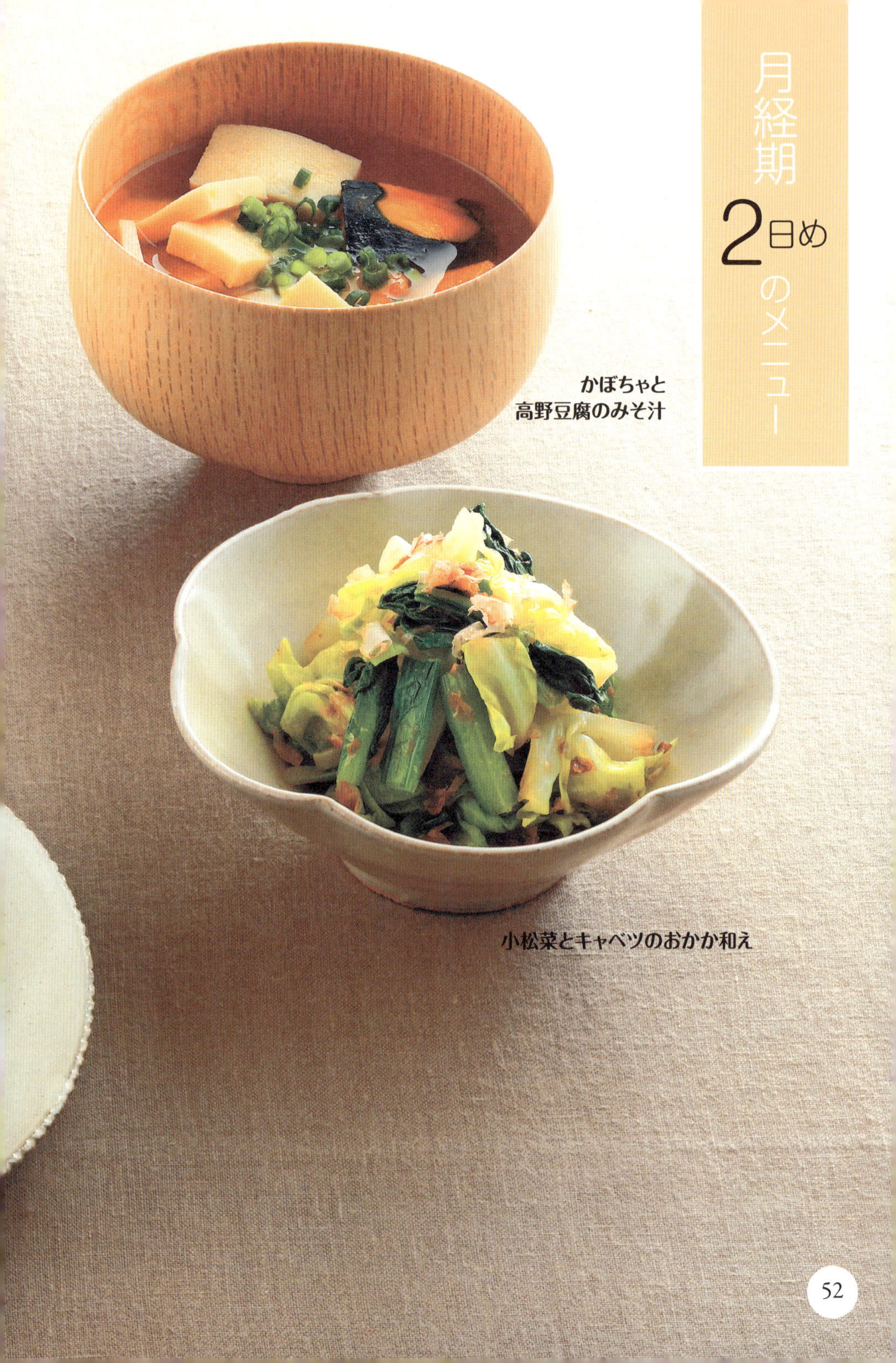

かぼちゃと
高野豆腐のみそ汁

小松菜とキャベツのおかか和え

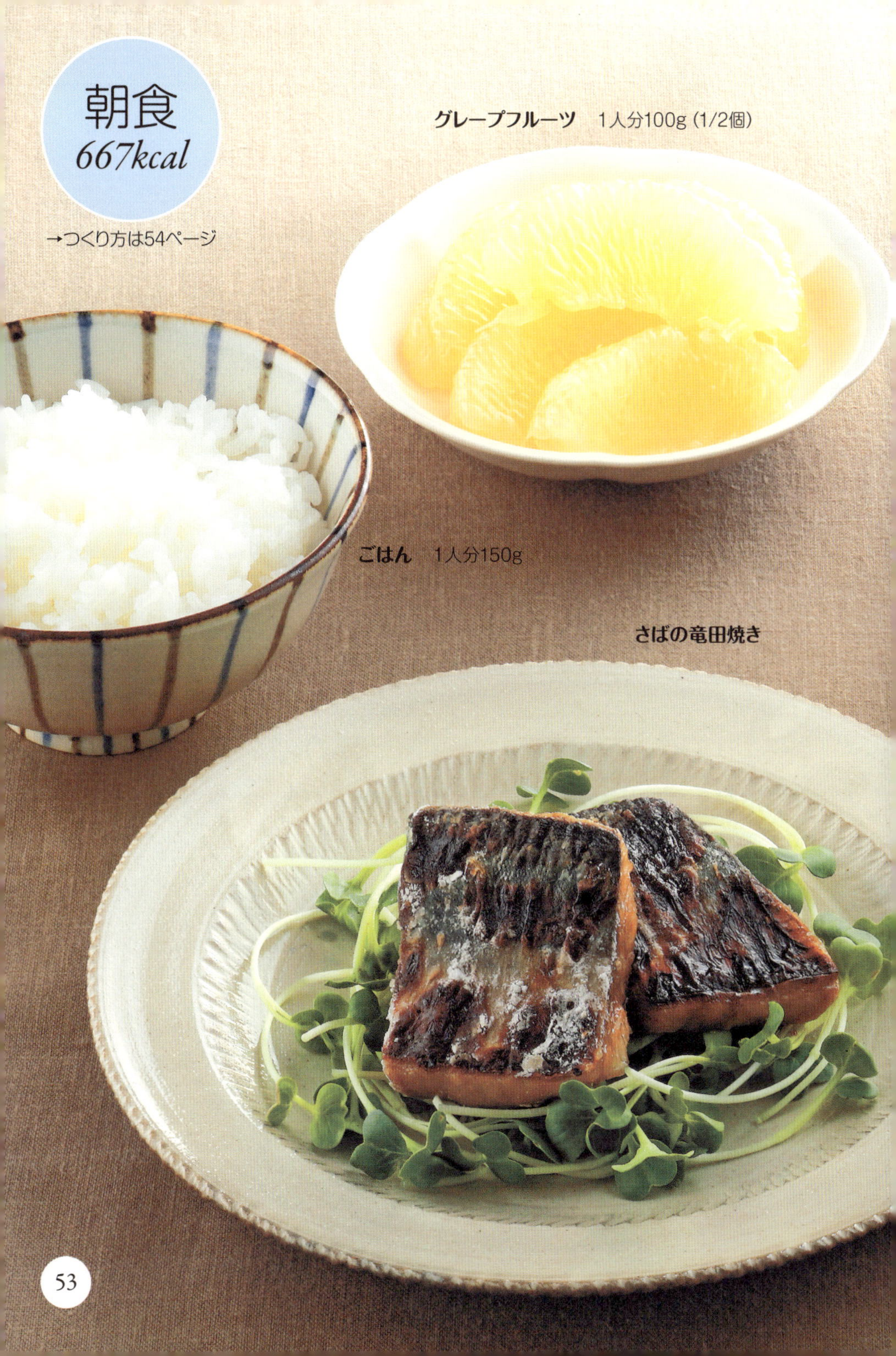

朝食
667kcal

→つくり方は54ページ

グレープフルーツ　1人分100g（1/2個）

ごはん　1人分150g

さばの竜田焼き

下ごしらえは
前日の夜に
しておこう！

小松菜とキャベツのおかか和え

材料（2人分）

キャベツ……100g
小松菜……100g
かつおぶし……3g（小1パック）
しょうゆ……小さじ2

つくり方

1　キャベツはひと口大に、小松菜は3cm幅に切る。さっと塩ゆで（分量外）して水に落とし、水けをよくしぼる。

2　ボウルに1、かつおぶし、しょうゆを加えて和える。

かぼちゃと高野豆腐のみそ汁

材料（2人分）

かぼちゃ……100g（1/4個）
高野豆腐……17g（1枚）
煮干しだし……1.5カップ（つくり方→P98）
みそ……小さじ4
細ねぎ（小口切り）……2g（1本）

つくり方

1　かぼちゃは皮付きのまま、ひと口大に切る。高野豆腐は水に浸して戻し、5mm幅に切る。

2　鍋に煮干しだしとかぼちゃを入れて弱火で火を通し、みそを溶く。高野豆腐を加えてひと煮立ちしたら、細ねぎを散らす。

月経期
2日め

朝食

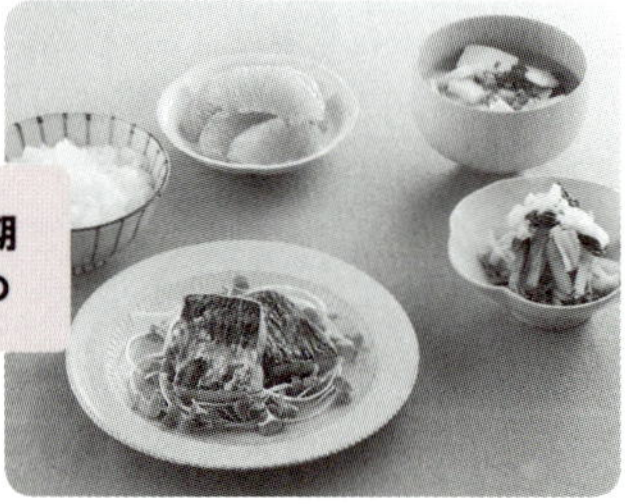

下ごしらえは
前日の夜に
しておこう！

さばの竜田焼き

材料（2人分）

A
しょうゆ……小さじ2
酒……小さじ1
みりん……小さじ1
しょうが（しぼり汁）……小さじ1

さば（切り身）……160g（4切れ）
片栗粉……大さじ1
サラダ油……小さじ2
かいわれ大根……20g（1/2パック）

つくり方

1　バットにAを合わせ、さばを並べて全体にからめて、5分ほど漬ける。

2　さばの汁けを拭きとり、片栗粉を全体にまぶす。

3　フライパンにサラダ油を中火で熱し、2を並べる。両面に焼き色がついたらふたをして、火が通るまで蒸し焼きにする。

4　器にかいわれ大根を盛り、3をのせる。

生活習慣を変えると、妊娠率0.5%が15%に！

45歳の妊娠率は1%前後だといわれています。雑誌の特集では、45歳だと妊娠はできない、という記事も目にします。日本産婦人科医会によると、高度生殖《こうどせいしょく》医療《いりょう》による45歳の妊娠率はわずか0.5%といいます[※1]。しかし、この数字はあくまで日本全体の話であり、医療機関によっては1.9%まで上がります[※2]。正直なところ、高度生殖医療とひと口でいっても成果は同じではないのが実情です。

もちろん、これは医療技術だけの問題ではありません。なぜなら、私のような治療師も含め、高度生殖医療というのは、その方が持っている妊娠するための力（妊孕力《にんようりょく》）を上げる手助けしかできないからです。妊孕力を上げるには、医療技術よりもその方の**生活習慣の見直しが重要**で、特に、大切な食事の改善に力を入れて欲しいと考えています。

2013年5月、アメリカ産婦人科学会が「食事を変えることが不妊治療の成果を大幅に改善する」という提言を出しました[※3]。食事のバランスを改善することで、体外受精を受けたときの妊娠率が4倍、胚盤胞達成率《はいばんほうたっせいりつ》[※4]は40%もアップするというのです。これを日本人にあった食事の比率と運動量で始めたところ、45歳前後の妊娠率を15%近くまで上げることができました。それをまとめたのが本書のメニューです。

※1　公益社団法人　日本産婦人科医会　2012年第54回記者懇談会「分娩時年齢の高年齢化　現状と問題点」
※2　日本子ども家庭総合研究所 2012年母子保健情報 第66号「高齢女性の不妊症治療」
※3　High Protein, Low Carb Diets Greatly Improve Fertility: American Congress of Obstetricians and Gynecologists, May 6, 2013
※4　受精卵を培養しておよそ5日目に胚盤胞という状態になる割合。胚盤胞数/受精卵数で算出する。

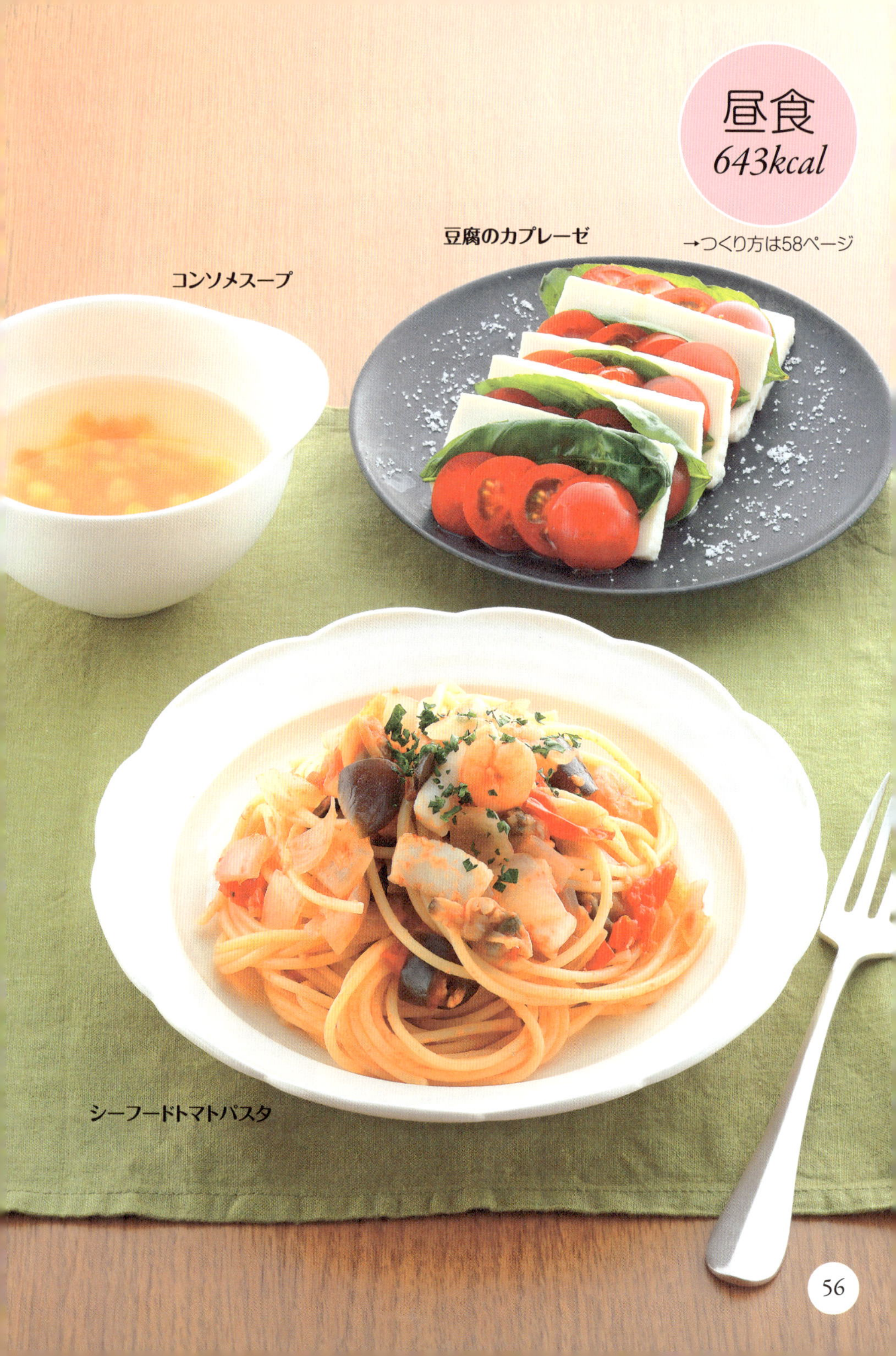

昼食
643kcal

豆腐のカプレーゼ

→つくり方は58ページ

コンソメスープ

シーフードトマトパスタ

夕食
498kcal

→つくり方は59ページ

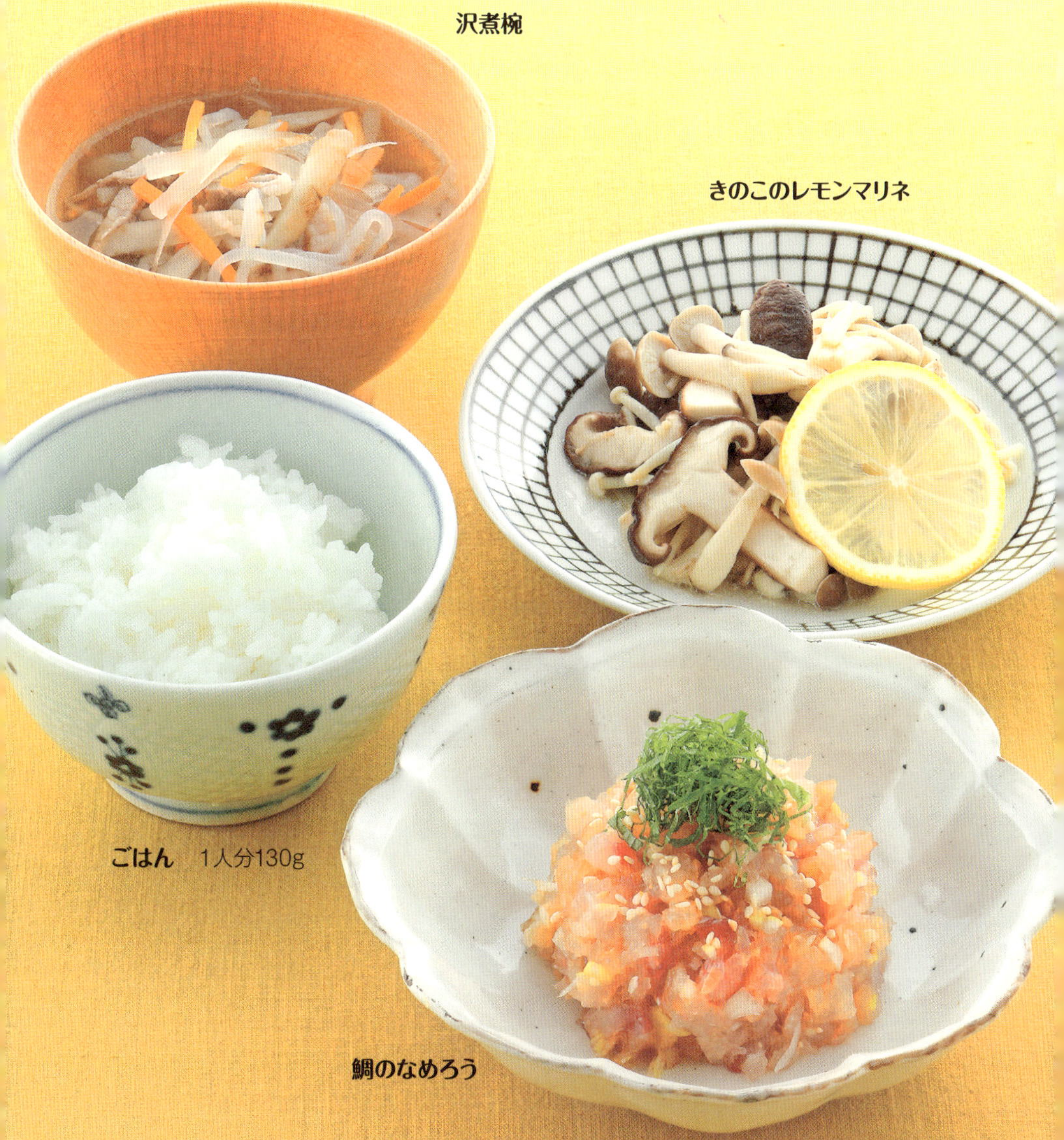
沢煮椀
きのこのレモンマリネ
ごはん　1人分130g
鯛のなめろう

月経期
2日め

昼食

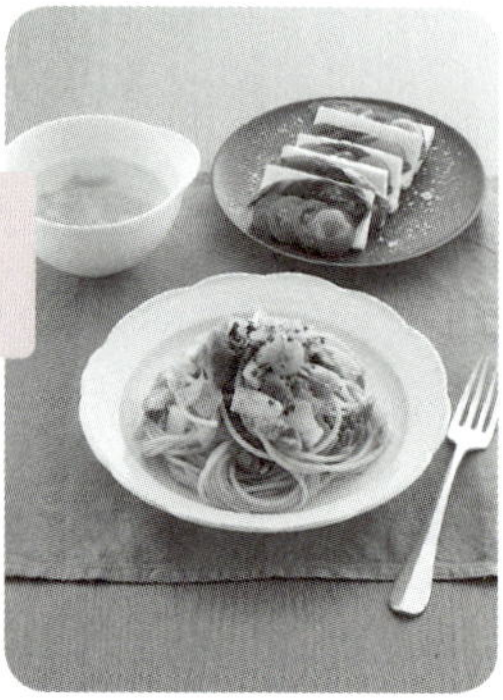

豆腐のカプレーゼ

材料（2人分）

絹ごし豆腐……300g（1丁）

ミニトマト……80g（10個）

バジル……10枚

あら塩……小さじ1/5

オリーブ油……小さじ1

つくり方

1 絹ごし豆腐はキッチンペーパーで包んで水けをきり、10等分に切る。ミニトマトは横に4等分に切る。

2 器に豆腐、バジル、ミニトマトを重ねて盛りつけ、塩をふり、オリーブ油をかける。

コンソメスープ

材料（2人分）

にんじん……20g（1/5本）

洋風だし……1.5カップ（つくり方→P107）

ホールコーン（缶）……40g（小1/3缶）

あら塩……小さじ1/2

こしょう……少々

つくり方

1 にんじんは5mmの角切りにする。

2 鍋に洋風だしを入れて沸かし、コーン、1を加えて火を通す。

3 塩、こしょうで味を調える。

作り置きしていた
トマトソースを
アレンジ！

シーフードトマトパスタ

材料（2人分）

シーフードミックス（えび・ほたて・いか）（冷凍）
……220g

具だくさんトマトソース
……できあがり半量（つくり方→P62）

スパゲッティ……180g

あら塩……小さじ1/2

こしょう……少々

パセリ(みじん切り)……少々

つくり方

1 シーフードミックスは解凍して、水けを拭きとる。

2 鍋に具だくさんトマトソースを入れて火にかける。煮立ったら、1を加えて弱火で火を通す。

3 表示通りにゆであげたスパゲッティを2に加えて全体にからめ、塩、こしょうで味を調える。

4 器に盛り、パセリを散らす。

月経期
2日め

夕食

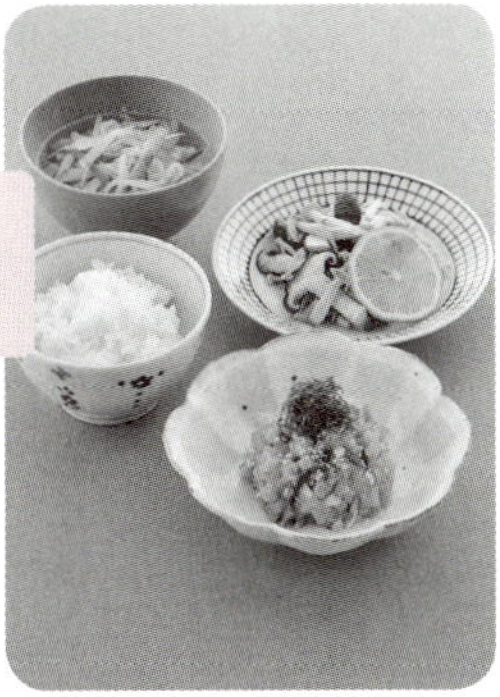

きのこのレモンマリネ

材料（2人分）

生しいたけ……80g（4個）
えのきたけ……80g（1/2パック）
ぶなしめじ……80g（1パック）
A
- レモン（しぼり汁）……大さじ2
- サラダ油……小さじ1
- あら塩……小さじ1/5
- にんにく（すりおろし）……少々

レモン（薄切り）……2枚

つくり方

1. 生しいたけは石づきを切り落として薄切りに、えのきたけは、根元を切り、手でほぐす。ぶなしめじは小房にほぐす。
2. 耐熱ボウルに**1**を入れてラップをし、電子レンジで2分間加熱する。
3. 熱いうちに**A**を加えて全体になじませ、あら熱がとれたら、冷蔵庫で冷やす。
4. 器に盛り、レモンの薄切りを飾る。

鯛のなめろう

材料（2人分）

鯛（刺身用）……200g
A
- 長ねぎ（みじん切り）……20g（1/5本）
- みそ……小さじ2
- しょうが(すりおろし)……小さじ1
- 酒……小さじ1
- しょうゆ……小さじ1/3

白いりごま……少々
青じそ……2枚

つくり方

1. 鯛は皮をとり、包丁で細かくたたく。**A**を加えて、さらにたたき合わせる。
2. 器に盛りつけ、白ごまを散らし、せん切りにしたしそをのせる。

沢煮椀

材料（2人分）

豚もも薄切り肉……60g
大根……30g（長さ1cm弱）
にんじん……20g（1/5本）
ごぼう……30g（1/5本）
しらたき……40g（1/4パック）
かつおだし……2カップ（つくり方→P75）
あら塩……小さじ1/2
しょうゆ……小さじ1/6

つくり方

1. 豚肉は細切りに、大根、にんじんはせん切りに、ごぼうはささがきにする。しらたきはさっとゆでて食べやすい長さに切る。
2. 鍋にかつおだしを入れて沸かし、ごぼう、しらたきを加えて火を通す。
3. 豚肉を加えてアクをとり、肉の色が変わったら大根、にんじんを加えてさっと煮て、塩、しょうゆで味を調える。

月経期 3日めのメニュー

ロールパン（市販品）　1人分90g

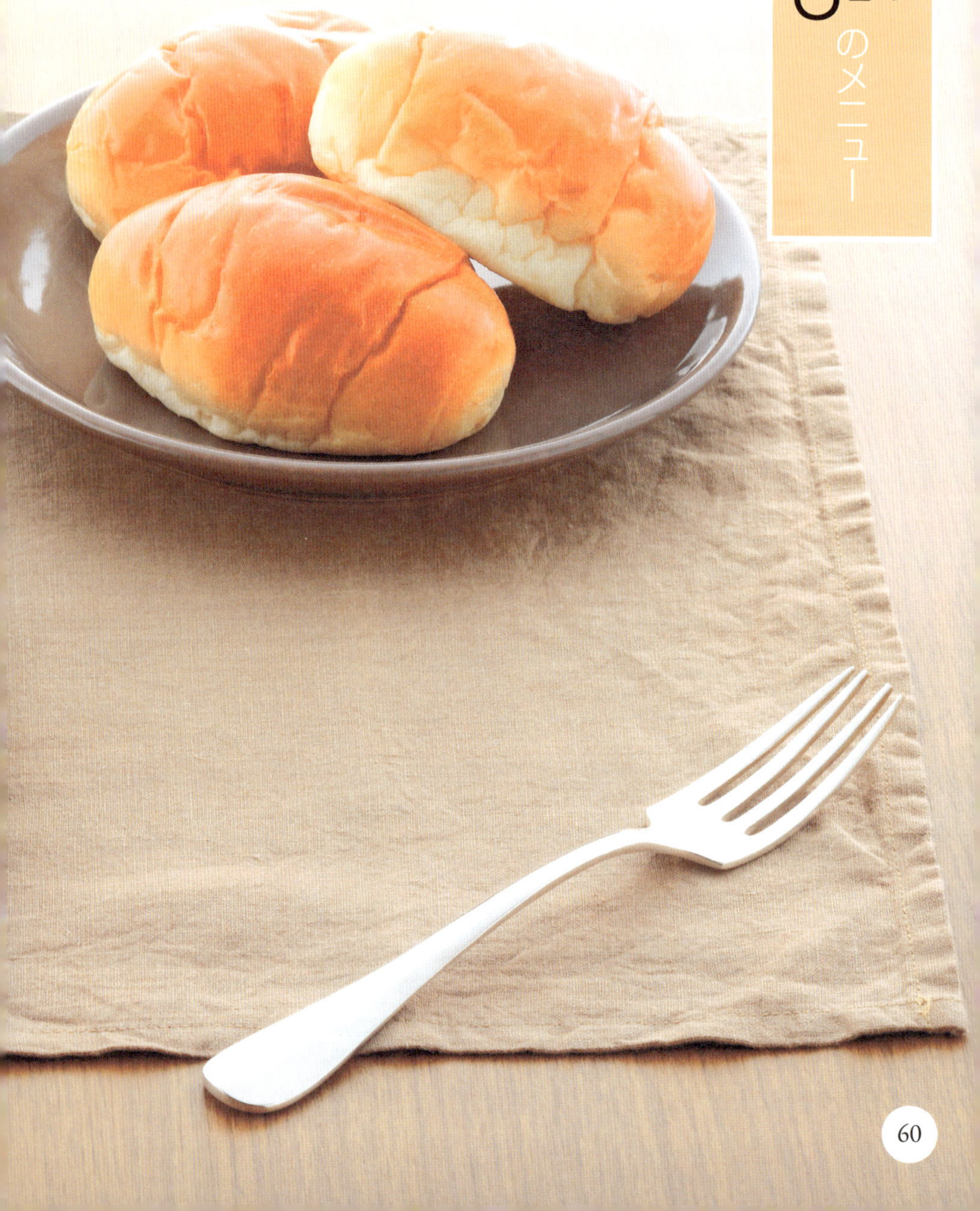

朝食
704kcal

→つくり方は62ページ

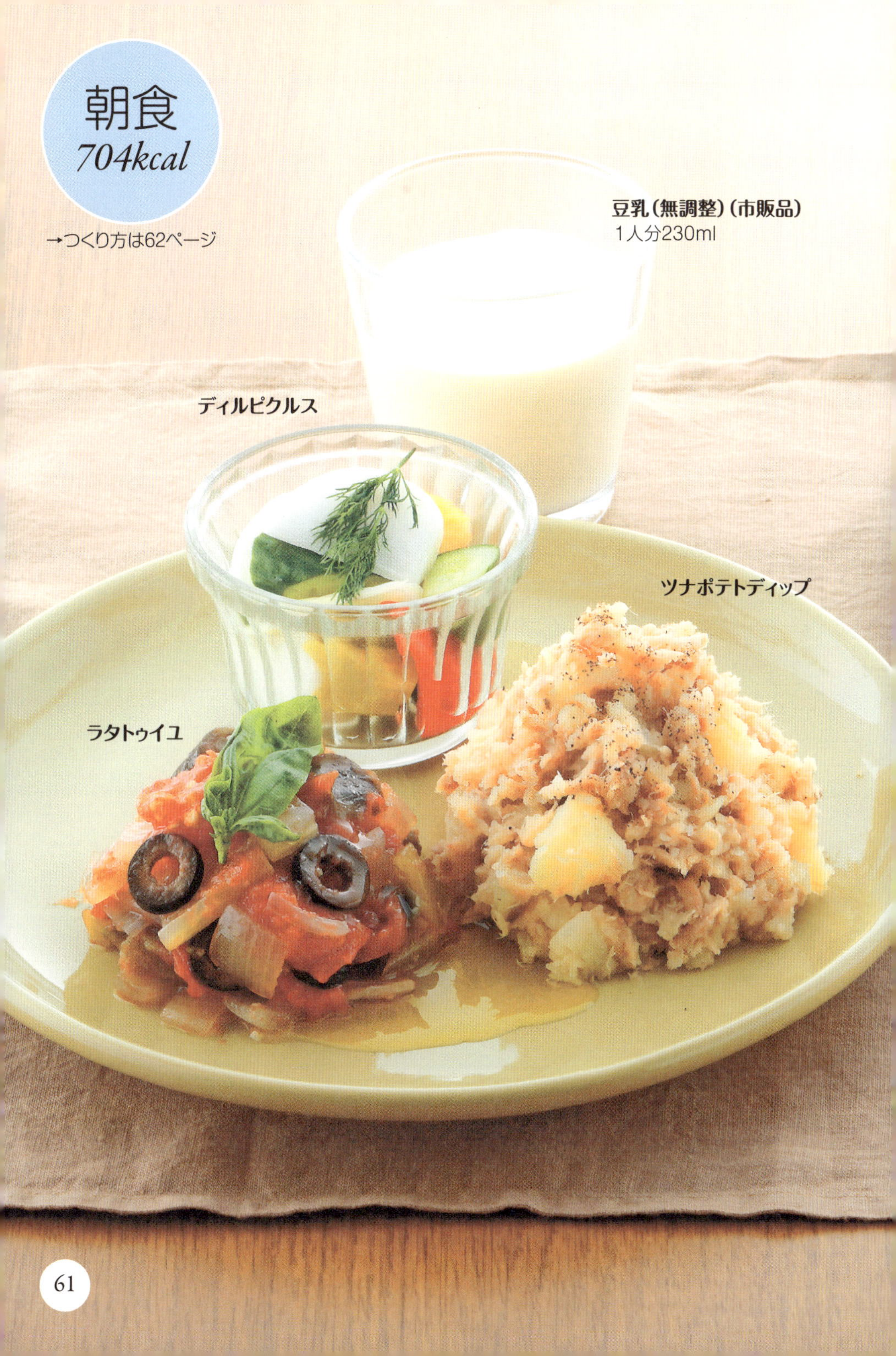
豆乳（無調整）（市販品）
1人分230ml
ディルピクルス
ツナポテトディップ
ラタトゥイユ

作り置きしていたトマトソースをアレンジ！

ラタトゥイユ

材料（2人分）

具だくさんトマトソース……できあがり半量
（つくり方→右記参照）
オリーブ油……小さじ2
バジル……2枚

つくり方

1 鍋に具だくさんトマトソースを入れて、火にかける。
2 煮立ったらオリーブ油を加える。
3 器に盛り、バジルをのせる。

前日の夜に作っておこう！

ツナポテトディップ

材料（2人分）

じゃがいも……240g（大2個）
ツナ（水煮缶）……140g（2缶）
A ┌サラダ油……小さじ2
　│米酢……小さじ2
　└しょうゆ……小さじ1
あらびき黒こしょう……少々

つくり方

1 じゃがいもはひと口大に切り、串がすっと通るまでゆで、熱いうちにつぶす。ツナ缶は汁けをきる。
2 ボウルにAを入れ、よく混ぜ合わせる。
3 2に1を加え、よく混ぜ合わせる。
4 器に盛りつけ、あらびき黒こしょうをふる。

月経期
3日め

朝食

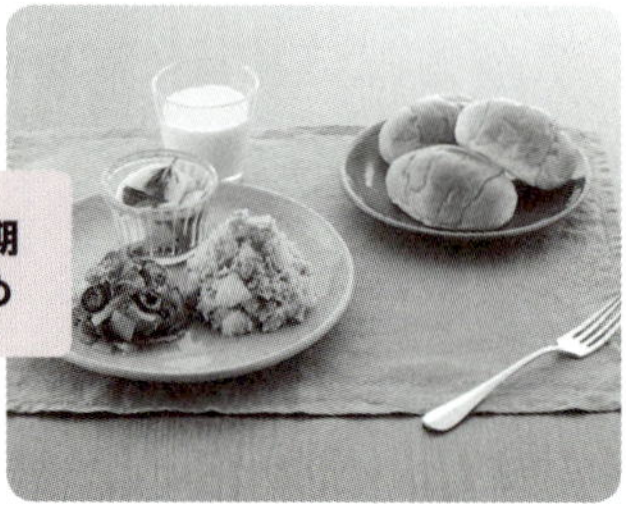

2食分まとめて作ろう！

♦ 具だくさんトマトソース ♦
のつくり方

材料（2人分×2回分）

トマト……400g（大2個）
なす……80g（大1本）
セロリ……80g（1本）
たまねぎ……200g（1個）
にんにく（すりおろし）……小さじ1
黒オリーブ（種なし）……28g（8粒）
あら塩……小さじ1/5
こしょう……少々

1 トマト、なす、セロリ、たまねぎは、それぞれひと口大に切る。
2 鍋に1、にんにく、黒オリーブ、塩、こしょうを入れて火にかける。煮立ったら弱火にして、軽く煮崩れるまで15分ほど煮込む。

★冷蔵庫で3日間保存できる。

作り置きしていたものを利用！

ディルピクルス

できあがり半量（→46ページ参照）

食事は何を食べる、ではなくバランスが大切

アメリカ産婦人科学会が、食事のバランスを変えることが不妊治療の成果を大幅に改善するという提言を出したことは前述しました（P11）。その中では1日のエネルギー摂取量のうち、たんぱく質摂取量を25～35%、同じく糖質は40%以下にすることを謳《うた》っており、それによって妊娠率や胚盤胞達成率《はいばんほうたっせいりつ》を上げることができるというのです。

おそらく本書を手にした読者の方は、ネットなどで「妊娠力を上げる食事」といったワードで検索されたことがあると思います。ほとんどの場合、「△△を食べると妊娠しやすくなる」とか「××の機能アップには○○がよい」といったものではないでしょうか。私のような治療師たちのあいだでは、腎機能（東洋医学的な意味での腎）を上げると妊娠しやすくなるので黒い食材を増やしましょう、などといわれています。いったいどれくらい食べたら妊娠しやすくなるのでしょうか。それ以前に、本当に妊娠しやすくなるのでしょうか？

しかし、現在、医学的に見て、何をどれだけ食べたら妊孕力《にんようりょく》が上がる、という食材はありません。ある特定のものを食べ続けても妊娠しやすくなることはないのです。それよりもバランスが重要なのです。それも1日単位で栄養がきちんとバランスよく摂れているか、週単位で見てバランスよく摂れているか、ということがとても大切です。本書のメニューで是非、妊孕力をアップさせてくださいね。

昼食
582kcal

→つくり方は66ページ

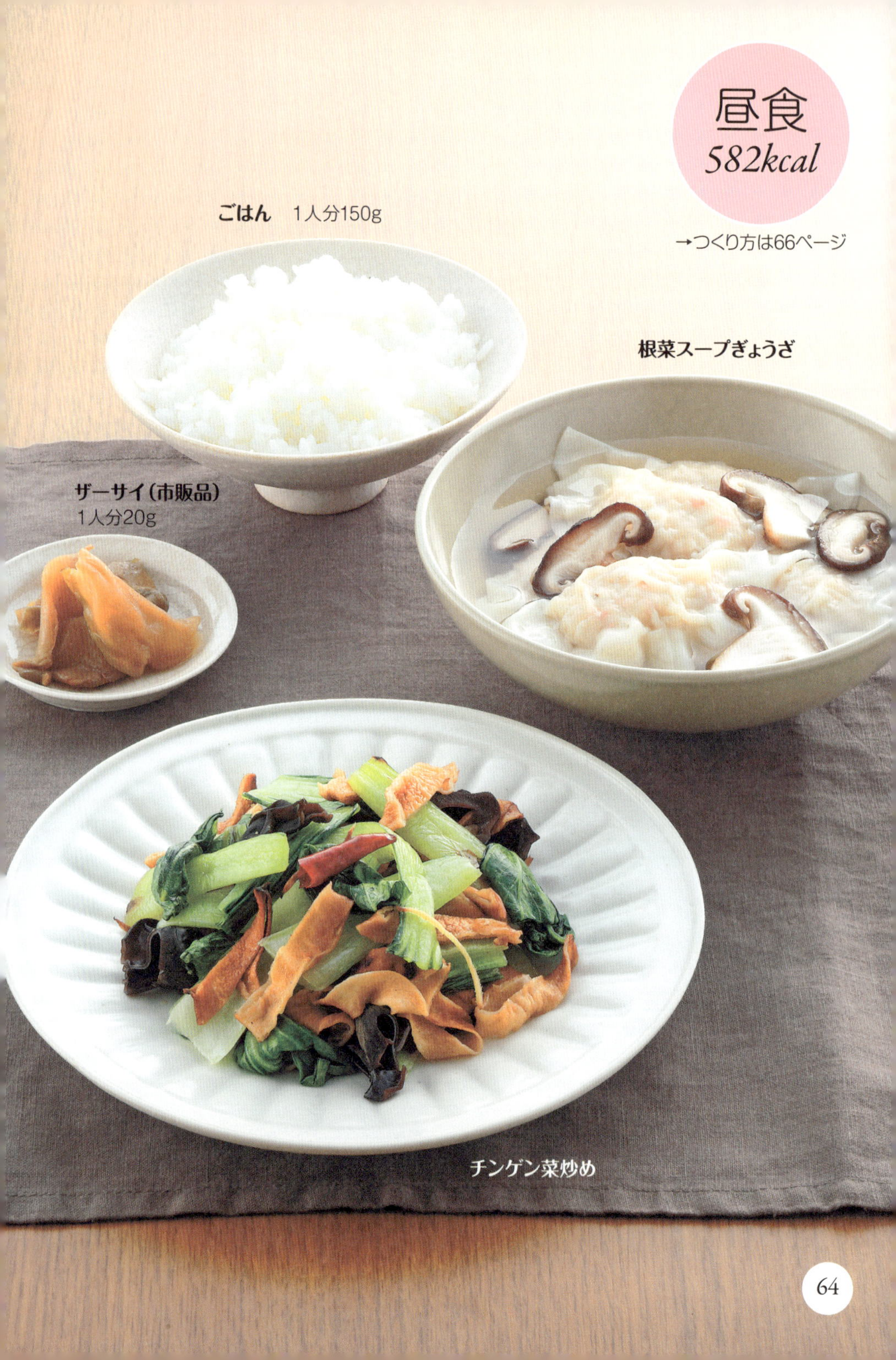
ごはん　1人分150g
根菜スープぎょうざ
ザーサイ（市販品）
1人分20g
チンゲン菜炒め

夕食
505kcal

→つくり方は67ページ

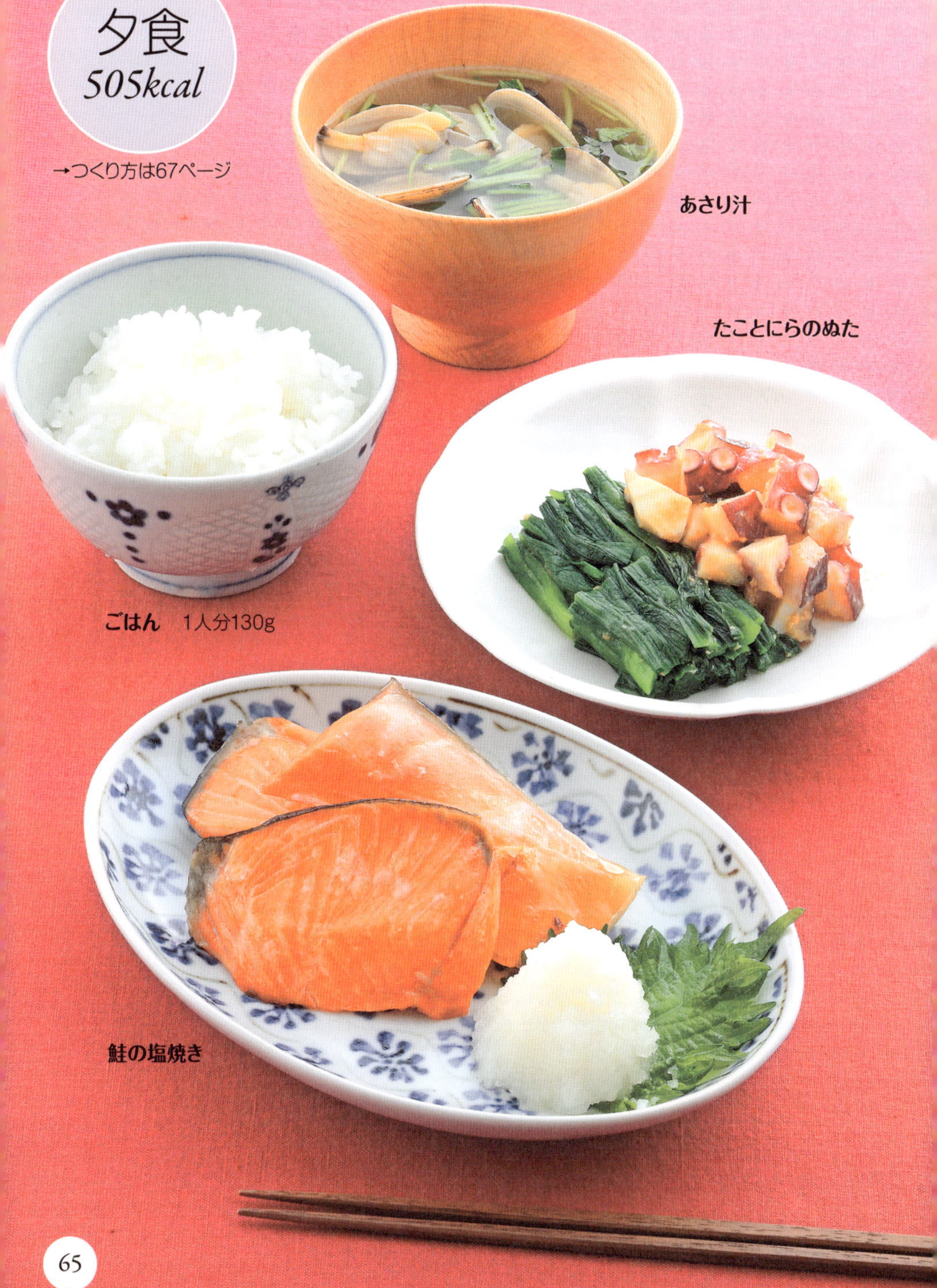

月経期
3日め

昼食

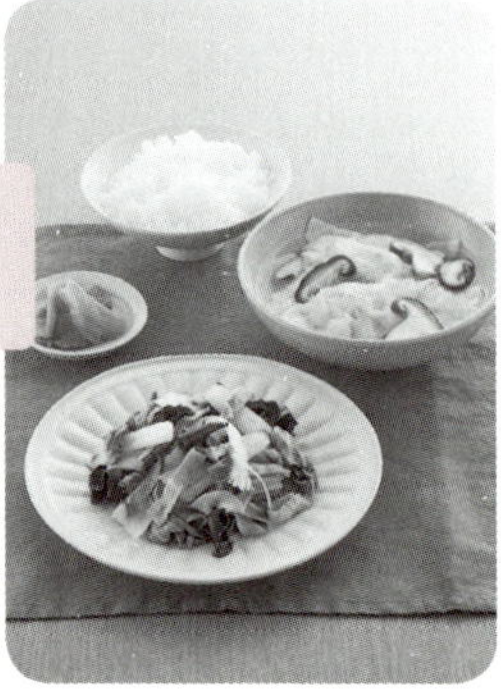

根菜スープぎょうざ

材料(2人分)

えび(ブラックタイガーなど)……120g(8尾)
れんこん……40g(小1/2節)
ごぼう……40g(1/4本)
生しいたけ……40g(大2枚)
豚ももひき肉(なければ豚もも肉を包丁で細かくたたく)……40g
A［長ねぎ(みじん切り)……10g(1/10本)
しょうが(みじん切り)……10g(小さじ2)
にんにく(みじん切り)……5g(小さじ1)
しょうゆ……小さじ2、酒……小さじ1
ぎょうざの皮……12枚
中華だし……2カップ(つくり方→下記参照)
あら塩……小さじ1/5、こしょう……少々

つくり方

1 えびは殻をむき、細かくたたく。れんこん、ごぼうはみじん切りに、生しいたけは石づきを切り落とし、薄切りにする。
2 ボウルに豚ももひき肉、えび、れんこん、ごぼう、Aを入れて、粘りがでるまでよくこね、12等分にする。
3 2のタネをぎょうざの皮で包む。
4 鍋に湯を沸かし、3をゆで、浮いてきたらとり出す。
5 鍋に中華だしを入れて沸かし、生しいたけを加えて火を通し、塩、こしょうで味を調え、4を加えてさっと煮る。

チンゲン菜炒め

材料(2人分)

チンゲン菜……260g(中2株)
板麸……30g
きくらげ(乾)……3g(9個)
ごま油……小さじ2
しょうが(せん切り)……10g(1かけ分)
赤とうがらし……1/2本
あら塩……小さじ1/5
こしょう……少々

つくり方

1 チンゲン菜は葉と茎に切り分ける。葉はひと口大に、茎は縦半分に切る。板麸は水で戻して水けをしぼる。きくらげは水で戻して食べやすい大きさに切る。
2 フライパンにごま油、しょうが、赤とうがらしを熱し、きくらげ、チンゲン菜の茎を炒め、葉、板麸を加えて炒め合わせ、塩、こしょうで味を調える。

作り置きできる!

◆中華だしのつくり方◆

1 鍋に、水1ℓと干しえび20gを入れて30分ほどおく。
2 しょうがの皮10g、長ねぎの青い部分1本分を加えて中火にかけ、煮立ったらアクを除き、弱火で10分ほど煮、厚手のキッチンペーパーでこす。
[保存] ビンなどに入れ、冷蔵庫で5日間保存可能。

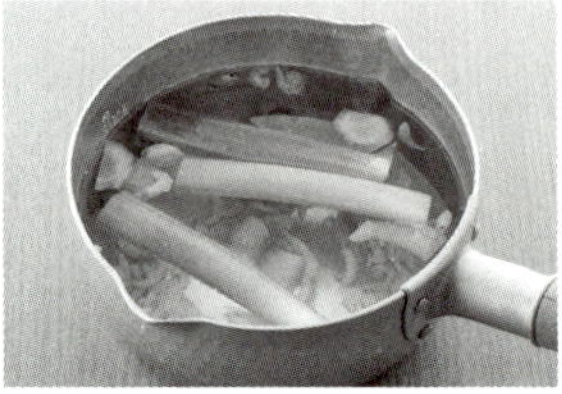

月経期
3日め

夕食

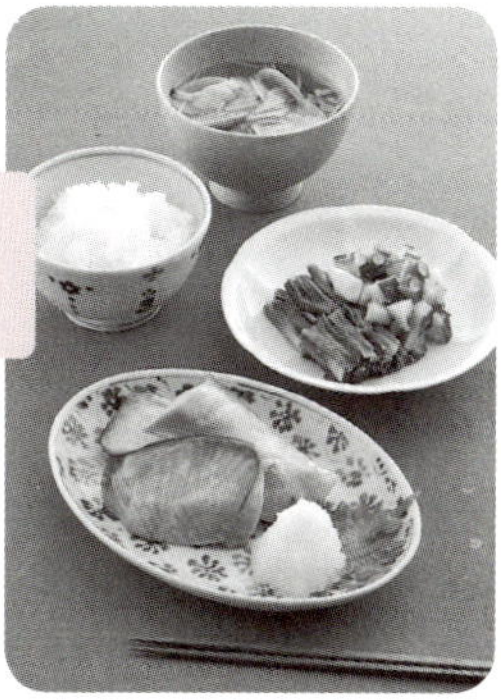

あさり汁

材料(2人分)

あさり(殻付き)……200g
みつば……10g(5本)
水……1.5カップ
あら塩……小さじ2/5
しょうゆ……小さじ1/6

つくり方

1 あさりは砂抜きをして、殻をこすり洗いする。みつばは、3cm長さに切る。
2 鍋に水とあさりを入れて火にかける。煮立ったらアクをとり、ふたをして弱火であさりの口が開くまで煮る。
3 塩、しょうゆで味を調え、みつばを加えてひと煮立ちさせる。

鮭の塩焼き

材料(2人分)

鮭(切り身)……270g(6切れ)
あら塩……小さじ1/5
大根おろし……100g(長さ2cm)
青じそ……2枚

つくり方

1 鮭に、塩をふっておく。
2 1をグリルで中火で焼いて火を通す。
3 器に2を盛り、大根おろしとしそを添える。

たことにらのぬた

材料(2人分)

ゆでだこ……100g
にら……100g(1束)
A みそ……小さじ2
A 米酢……小さじ1
A 砂糖……小さじ1

つくり方

1 たこは1cmの角切りにする。にらは、さっとゆでて、食べやすい長さに切る。
2 ボウルにAを入れて合わせ、たこを加えて和える。
3 器に盛りつけ、にらを添える。

卵胞期前半 1日めのメニュー

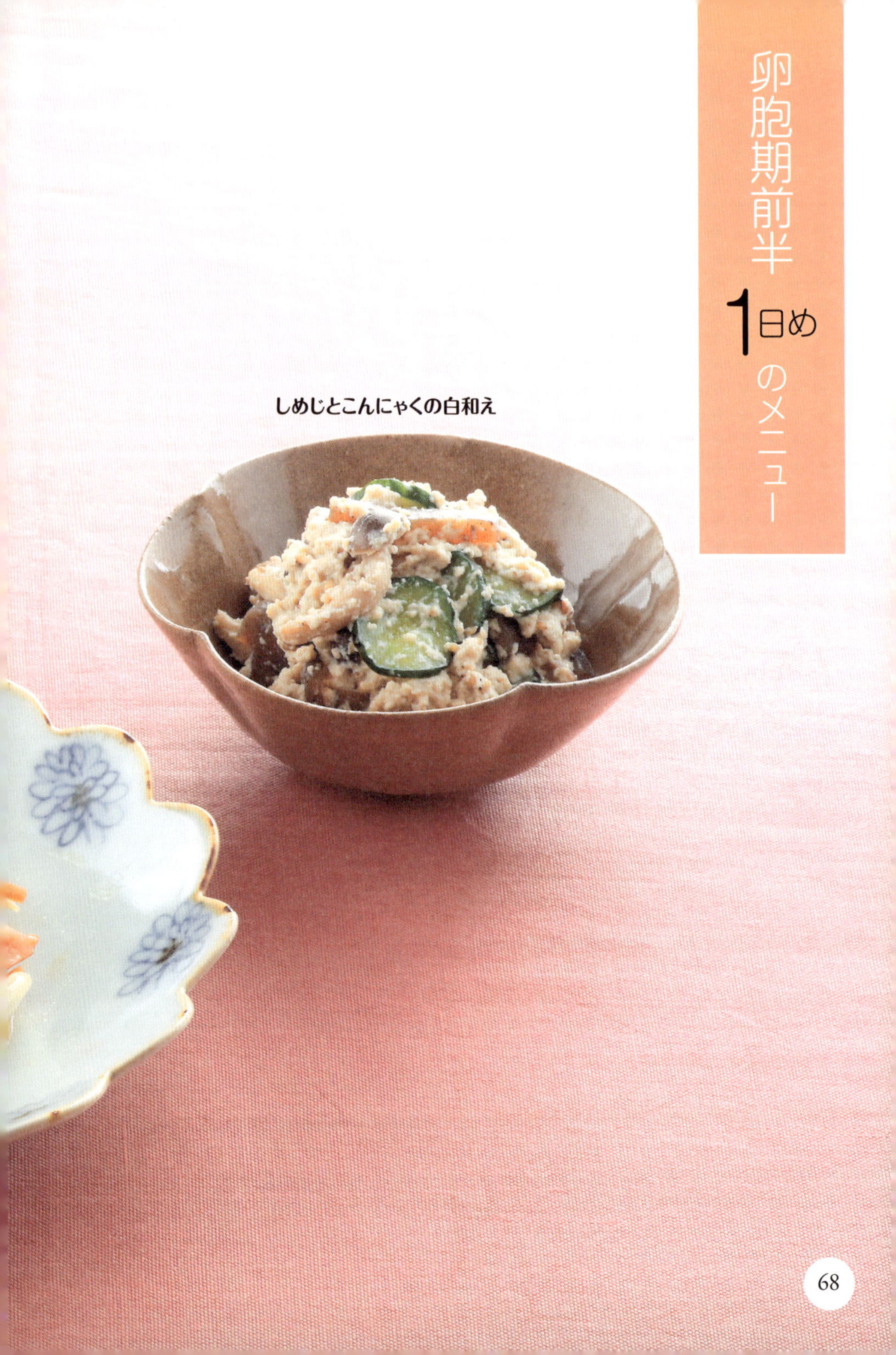

しめじとこんにゃくの白和え

朝食
705kcal

→つくり方は70ページ

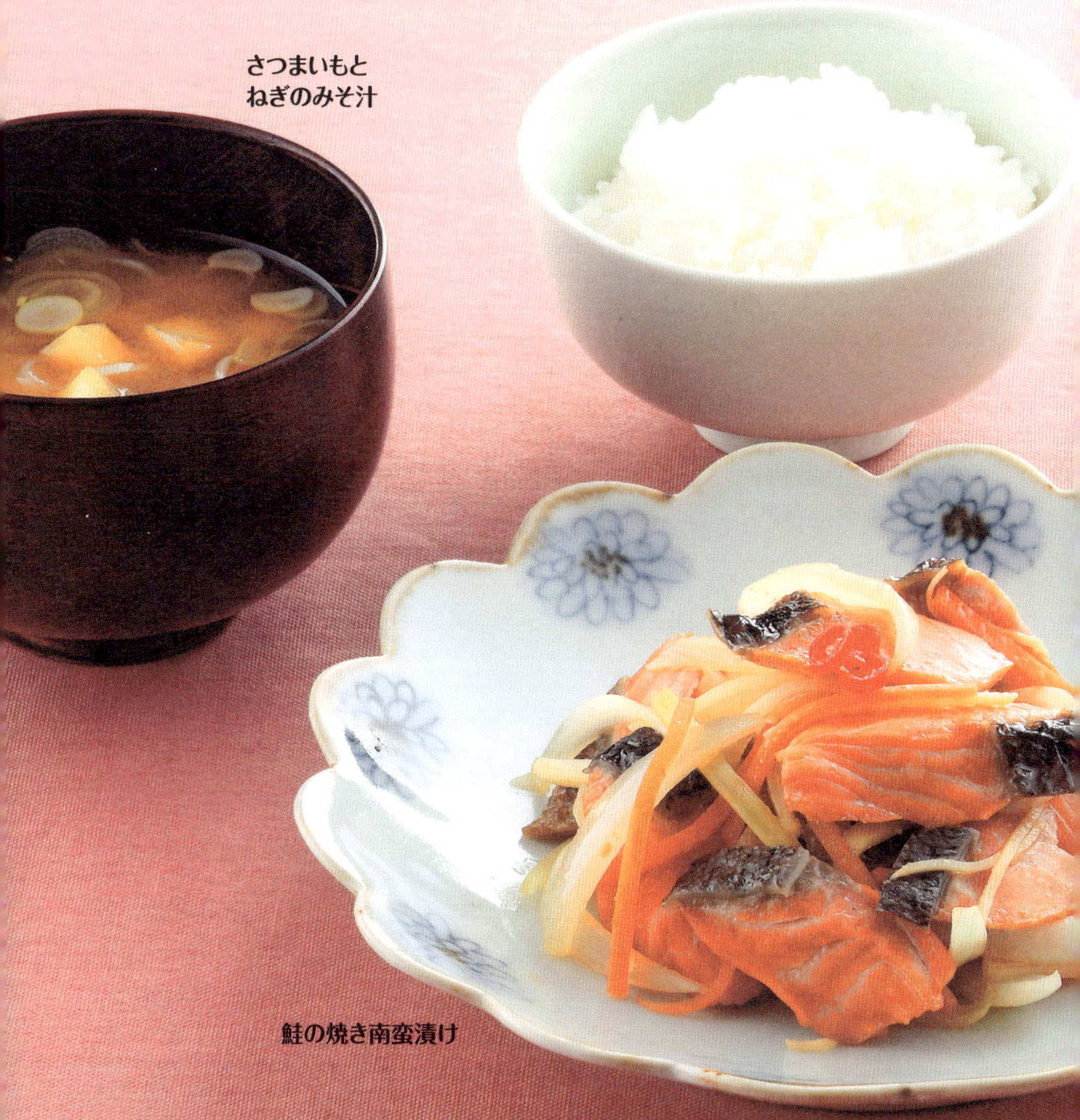

ごはん　1人分150g

さつまいもと
ねぎのみそ汁

鮭の焼き南蛮漬け

卵胞期前半
1日め

朝食

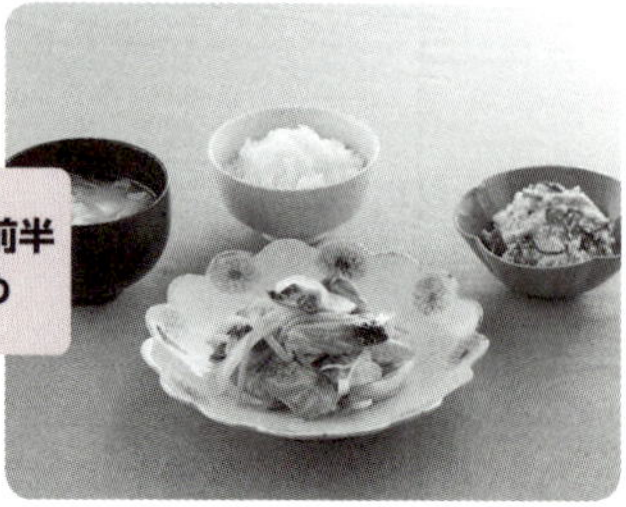

鮭の焼き南蛮漬け

前日の夜に作っておこう！

材料（2人分）

鮭（フィレ）……260g
たまねぎ……100g（1/2個）
にんじん……30g（小1/3本）
セロリ……30g（1/3本）

A
- かつおだし……大さじ2（つくり方→P75）
- 米酢……大さじ1
- しょうゆ……小さじ2
- ごま油……小さじ2
- 砂糖……小さじ1
- あら塩……小さじ1/5
- しょうが（せん切り）……10g（1かけ）
- 赤とうがらし（小口切り）……少々

つくり方

1 鮭は食べやすい大きさに切り、グリルで焼いて火を通す。
2 たまねぎは細切りに、にんじんとセロリはせん切りにする。耐熱ボウルに入れ、ラップをかけて電子レンジで3分間加熱する。
3 別のボウルにAを合わせ、1、2が熱いうちに加えてからめ、味をなじませる。

さつまいもとねぎのみそ汁

下ごしらえは前日の夜にしておこう！

材料（2人分）

さつまいも……100g（1/3本）
長ねぎ……20g（1/5本）
煮干しだし……1.5カップ（つくり方→P98）
みそ……小さじ4

つくり方

1 さつまいもは皮付きのまま1cmの角切りにし、長ねぎは小口切りにする。
2 鍋に煮干しだしと、さつまいもを入れて、弱火で火を通し、みそを溶かす。
3 器に盛り、長ねぎを散らす。

しめじとこんにゃくの白和え

前日の夜に作っておこう！

材料（2人分）

木綿豆腐……150g（1/2丁）
ぶなしめじ……60g（1/2パック）
こんにゃく……80g（1/3枚）
きゅうり……40g（1/2本）

A
- 酒……小さじ2
- しょうゆ……小さじ2
- 砂糖……小さじ1

白すりごま……小さじ1
あら塩……少々
しょうゆ……小さじ1/6

つくり方

1 木綿豆腐はキッチンペーパーで包んで水けをよくきり、ザルで裏ごしする。
2 ぶなしめじは小房に分ける。こんにゃくは短冊切りにして、さっとゆでておく。きゅうりは小口切りにして、塩(分量外)でもみ、水けをしぼる。
3 フライパンにAを入れて火にかけ、煮立ったら、ぶなしめじ、こんにゃくを加えて全体にからめて火を通し、あら熱をとる。
4 ボウルに、1、3、きゅうり、すりごまを加えてよく和え、塩、しょうゆで味を調える。

ストレスと妊娠は関係がありません

生活指導を行っていますと「生活に気を付けているとストレスを感じます。ストレスは妊娠によくないので生活指導は守れません」と言われる方がいます。例えば甘いもの好きな人が甘いものを食べなくなると麻薬の禁断症状に近い症状がでてきますから[※1]、苦しいと思いますし、それがストレスになることは否めないでしょう。ですが、**ストレスは妊娠と関係ありません**[※2]。

ここでいうストレスは、不安とか抑うつといったものです。これは体外受精を受けるにあたり、「妊娠」という結果に影響を与えないということがわかっています。結果の分かっている生活習慣の改善は、本来ストレスになりえません。もし仮にストレスになったとしても、習慣の改善が妊娠にプラス要素の影響はあっても、マイナスの影響を与えるとは考えなくていいことになります。

実は仕事のストレスも、あなた個人を否定するような上司や同僚の存在、生活リズムを狂わせるような勤務形態といった長期的なものがなければ、ストレスは妊娠に対してプラスに働く可能性も十分に考えられます。私の治療院でもよく見られるのですが、妊活のために仕事を辞めていた方が働き始めた途端、妊娠することが少なくありません。ストレスは必ずしも避けなければいけないものではなく、ストレスを避ける行動そのものがストレスを強め、妊娠に対してマイナスに働く可能性があるのです。

※1　「肥満と食糧危機　神経科学　過食を生む脳」 日経サイエンス2007年12月号
※2　J Boivin et al. Emotional distress in infertile women and failure of assisted reproductive technologies: meta-analysis of prospective psychosocial studies.BMJ 2011;342:d223

昼食
584kcal

→つくり方は74ページ

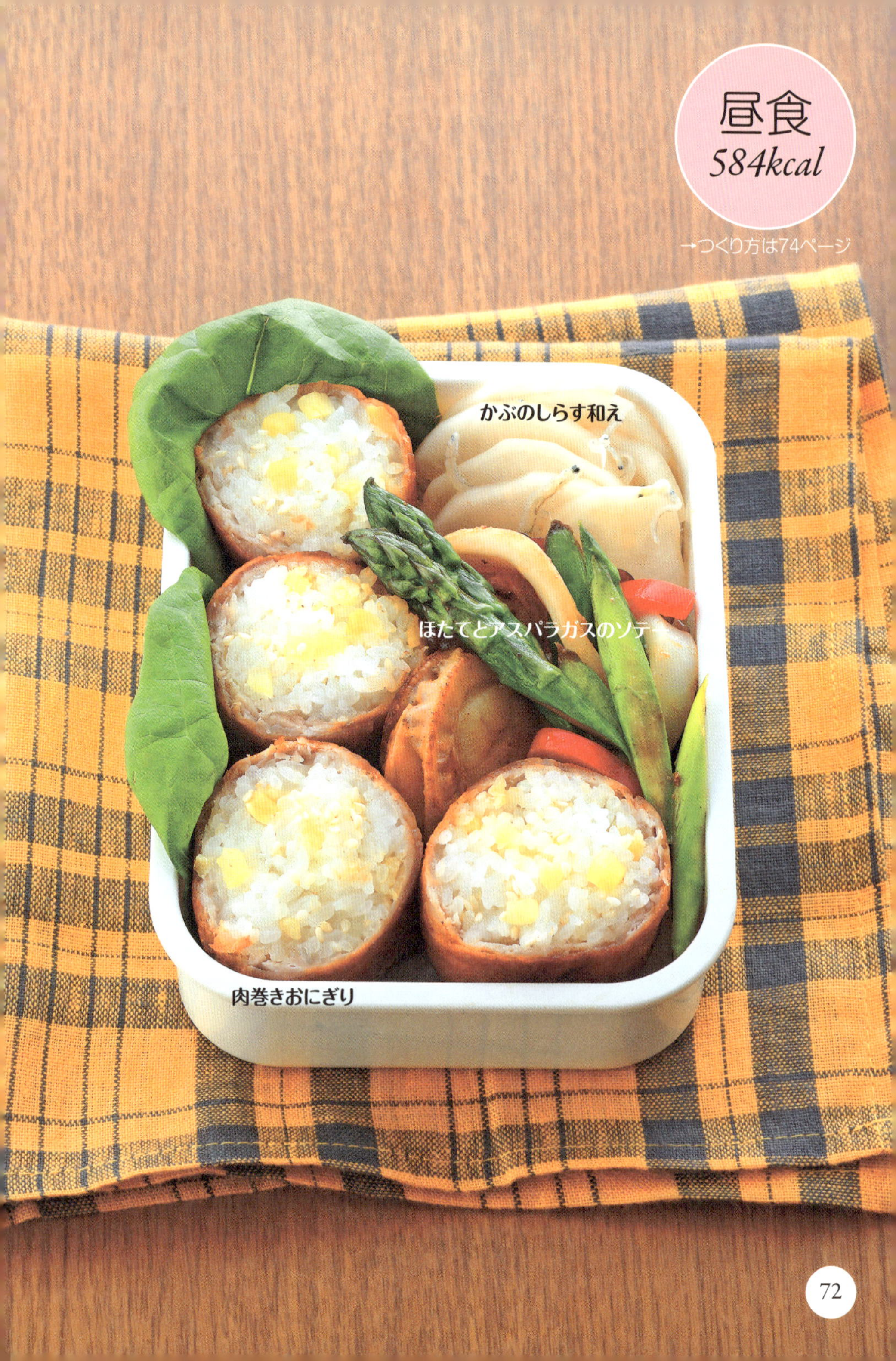
かぶのしらす和え
ほたてとアスパラガスのソテー
肉巻きおにぎり

夕食
520kcal

→つくり方は75ページ

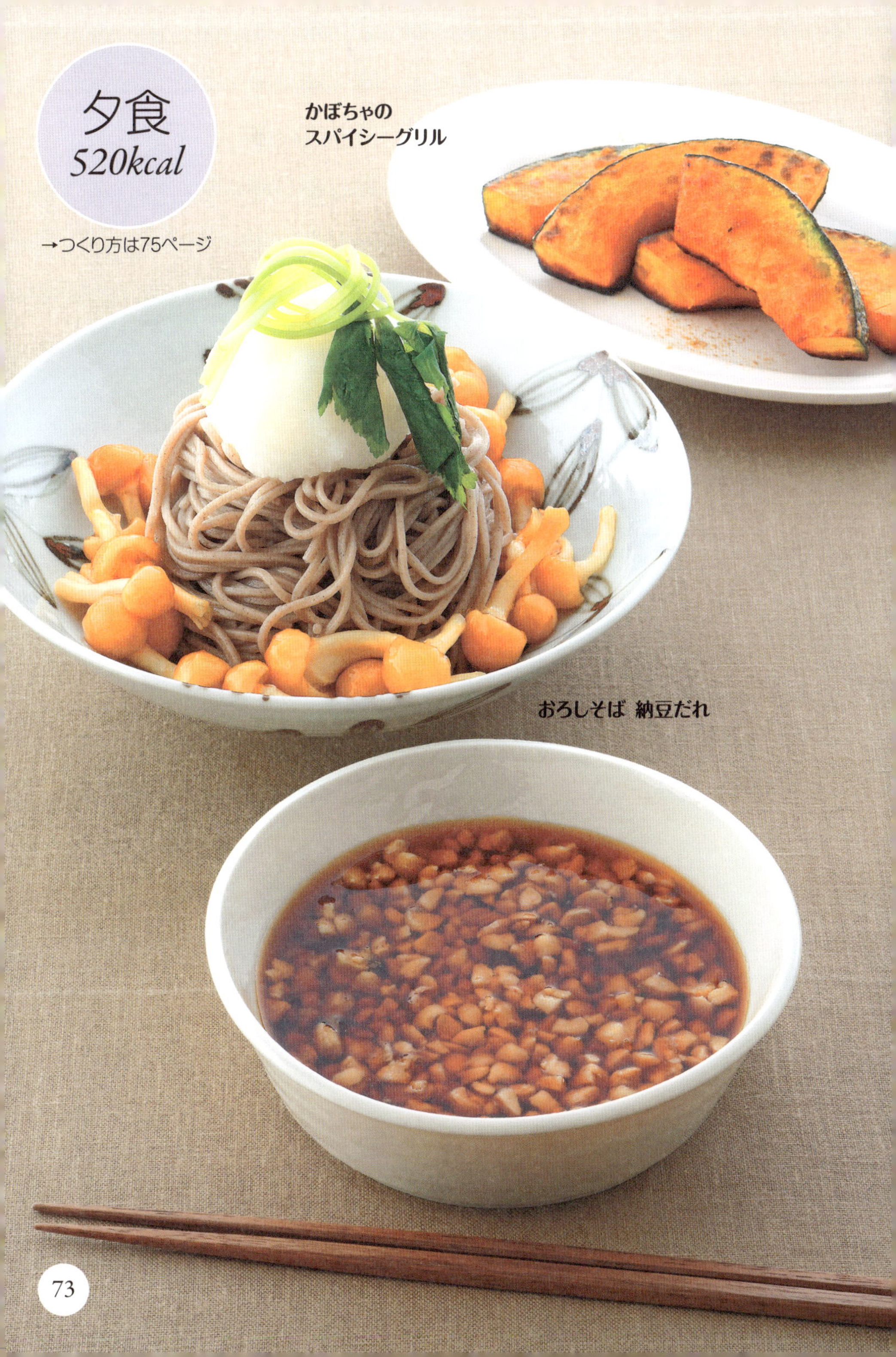

かぼちゃの
スパイシーグリル

おろしそば 納豆だれ

前日の夜に作っておこう！

ほたてとアスパラガスのソテー

材料（2人分）

いか……60g
グリーンアスパラガス……100g（5本）
パプリカ（赤）……20g（1/8個）
オリーブ油……小さじ2
ほたて（ボイル）……100g（大4個）
あら塩……小さじ1/5
こしょう……少々

つくり方

1 いかは輪切りに、アスパラガスは根元の皮をむき1cm幅の斜め切りに、パプリカは横に細切りにする。
2 フライパンにオリーブ油を熱し、アスパラガス、パプリカ、いか、ほたての順に入れて炒め合わせ、塩、こしょうで味を調える。

前日の夜に作っておこう！

かぶのしらす和え

材料（2人分）

かぶ……100g（小3個）
あら塩……少々
しらす干し……小さじ1
しょうゆ……少々

つくり方

1 かぶは皮をむき、半月切りにする。
2 ボウルに1、あら塩を入れて全体にまぶし、10分ほどおく。
3 水分がにじんできたら、しんなりするまで水けをしぼる。
4 しらす干し、しょうゆを加えて和える。

卵胞期前半
1日め

昼食

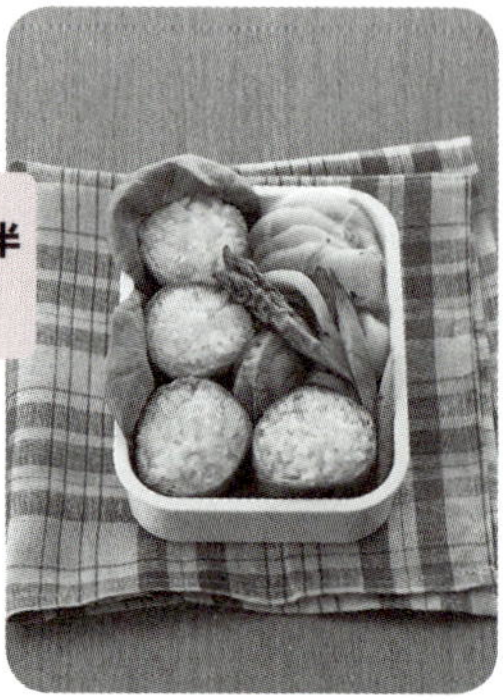

前日の夜に作っておこう！

肉巻きおにぎり

材料（2人分）

ごはん……300g
たくあん漬け（市販品）……40g
白いりごま……小さじ2
豚ロース薄切り肉……200g
A ゆず（しぼり汁）……小さじ2
A しょうゆ……小さじ2
A みりん……大さじ1
サラダ菜……10g（4枚）

つくり方

1 ごはんに、粗く刻んだたくあん漬け、いりごまをさっくり混ぜ合わせ、4等分に分けて俵型ににぎる。
2 豚肉を広げて1をのせ、端から巻く。
3 フライパンを熱し、2を焼く。巻き止まりを下に並べて、焼き固まったら転がして全体に焼き色をつける。
4 混ぜ合わせたAを加えて、全体にからめる。
5 あら熱がとれたら半分に切り、サラダ菜を添えて盛りつける。

卵胞期前半
1日め

夕食

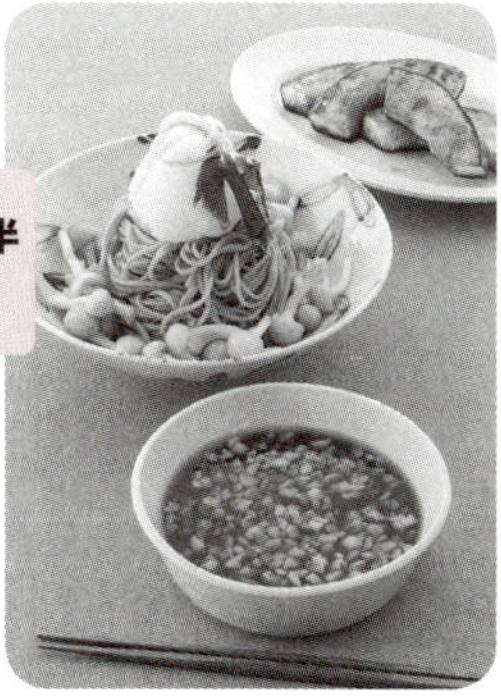

おろしそば 納豆だれ

材料(2人分)

みつば……10g
なめこ……80g
かつおだし……120ml(つくり方→下記参照)
しょうゆ……大さじ2
みりん……小さじ2
ひき割り納豆……100g(2パック)
そば(乾燥)……160g
大根おろし……200g(長さ4cm)

つくり方

1 みつばは根元を切り落とし、さっとゆでて結ぶ。なめこもさっとゆでておく。
2 鍋にかつおだしを入れて沸かし、しょうゆ、みりんを加えてひと煮たちしたら火を止める。あら熱を取り、納豆を加えて冷やす。
3 そばは表示通りにゆでて水洗いし、水けをよくきる。
4 器にそばを盛りつけ、大根おろしをのせて、なめこ、みつばを飾る。**2**の納豆だれを添える。

かぼちゃのスパイシーグリル

材料(2人分)

かぼちゃ……120g(大1/4個)
サラダ油……小さじ2
しょうゆ……小さじ1
クミンパウダー……少々

つくり方

1 かぼちゃは1cm幅に切る。
2 フライパンにサラダ油を熱し、かぼちゃを並べて、両面に焼き色をつける。ふたをして、串がすっと通るまで蒸し焼きにする。
3 フライパンの鍋肌にしょうゆを加えて焦がし、かぼちゃにからめる。クミンパウダーをふる。

作り置きできる!

♦ かつおだしのつくり方 ♦

1 鍋に水1ℓを沸かし、沸騰直前にかつおぶし15gを加え、弱火で3分ほど煮出す。

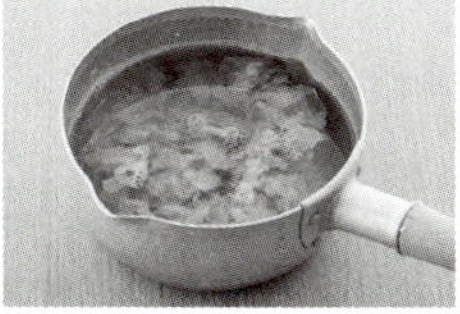

2 厚手のペーパータオルでこす。こしただしは、ビンなどに入れる。

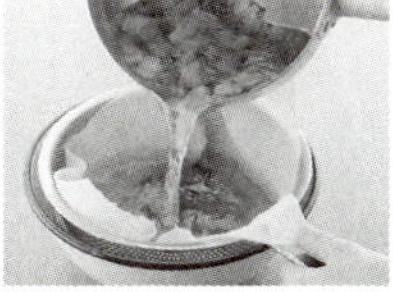

[保存] 冷蔵庫で、5日間保存可能。

卵胞期前半 2日めのメニュー

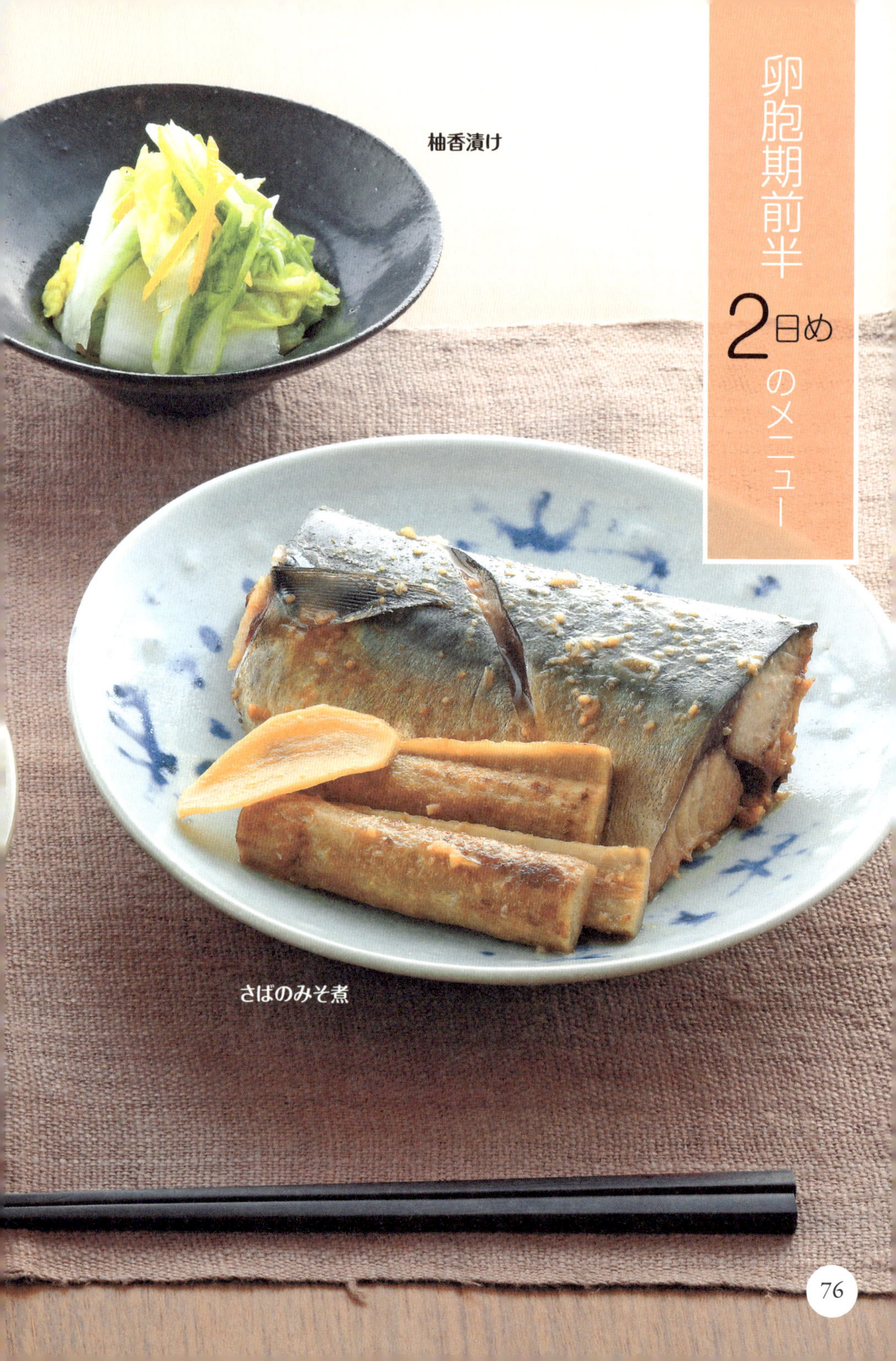

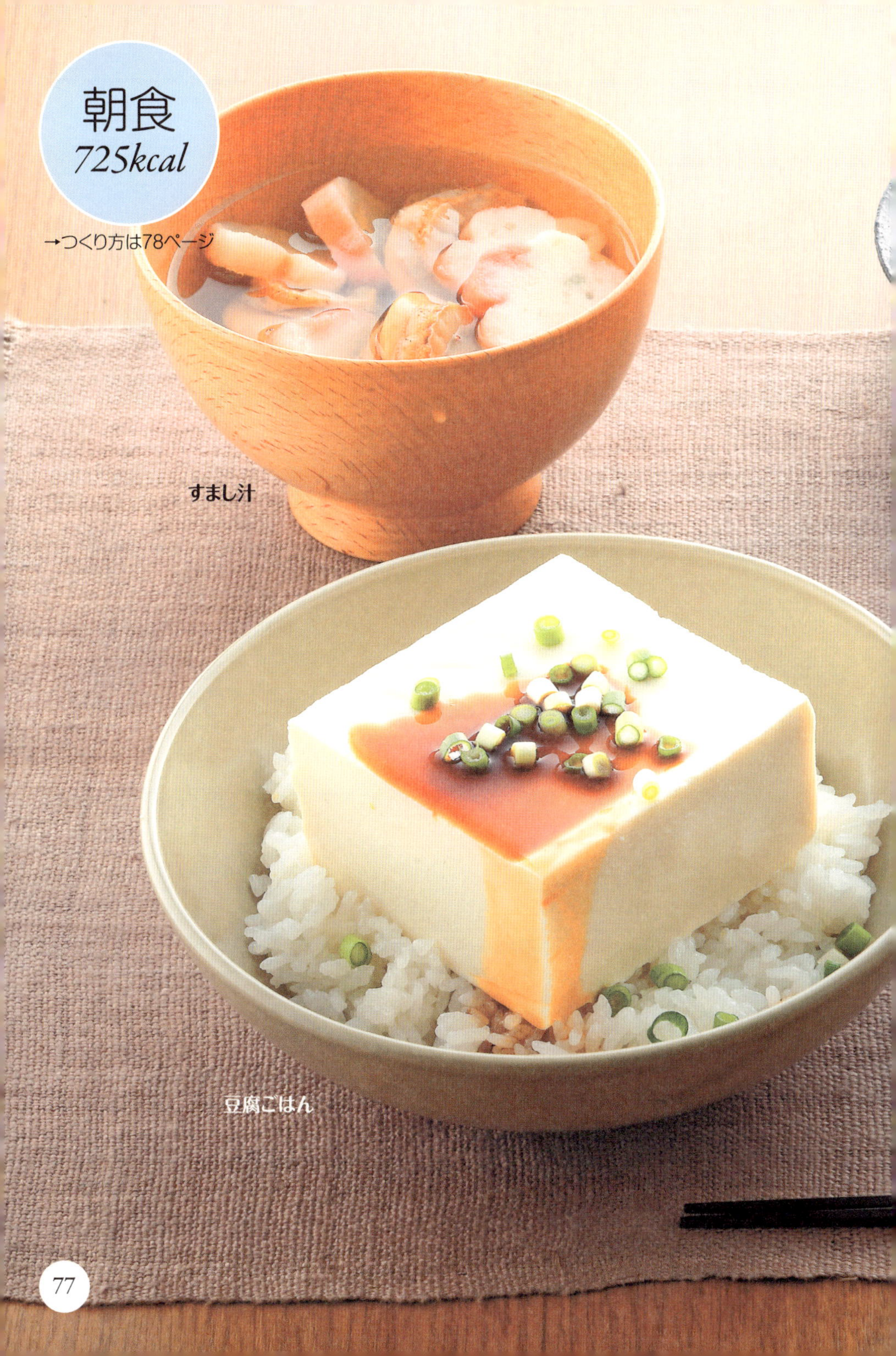

朝食
725kcal

→つくり方は78ページ

すまし汁

豆腐ごはん

卵胞期前半
2日め

朝食

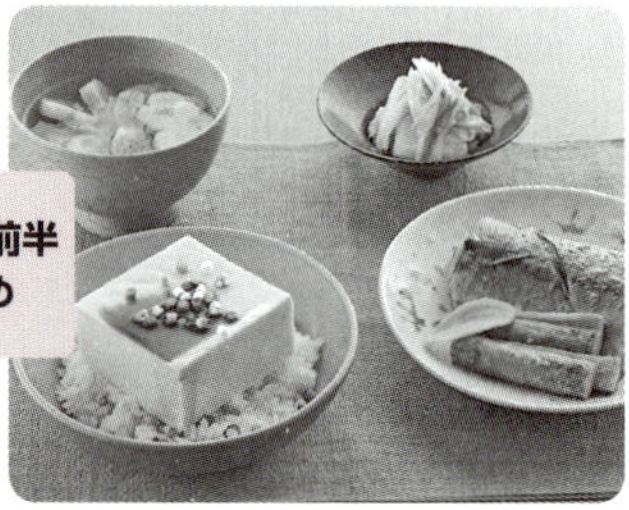

豆腐ごはん

材料（2人分）

絹ごし豆腐……200g（2/3丁）
ごはん……300g
しょうゆ……小さじ2
細ねぎ（小口切り）……2g（1本分）

つくり方

1 鍋に湯を沸かし、絹ごし豆腐を入れて温める（電子レンジで温めてもよい）。
2 茶椀にごはんを盛り、豆腐をのせて、しょうゆをたらし、細ねぎを散らす。

さばのみそ煮

前日の夜に作っておこう！

材料（2人分）

さば（切り身）……240g（2切れ）
ごぼう……80g

A
- 水……1/2カップ
- 酒……1/4カップ
- みそ……大さじ1
- みりん……小さじ4
- しょうが（薄切り）……10g（1かけ分）

つくり方

1 さばは皮に切り込みを入れて、熱湯をかけて脂を落とす。ごぼうは棒状に切る。
2 鍋に**A**を入れて火にかけ、煮立ったらさばを並べる。空いたところにごぼうを詰めて、落としぶたをし、弱火で10分ほど煮る。
3 器にさば、ごぼうを盛りつける。煮汁を強火にかけて、とろみがつくまで煮詰めて、器の上から回しかける。

すまし汁

材料（2人分）

花麩……10g（10個）
かつおだし……1.5カップ（つくり方→P75）
ほたて（ボイル）……80g（小5個）
あら塩……小さじ1/2
しょうゆ……小さじ1/6

つくり方

1 花麩は、水で戻して水けをしぼる。
2 鍋にかつおだしを入れて沸かし、ほたてを加えて火を通す。塩、しょうゆで味を調えて、**1**を加えて、さっと煮る。

柚香漬け

前日の夜に作っておこう！

材料（2人分）

白菜……100g
あら塩……小さじ1/5
ゆずの皮（せん切り）……4g

つくり方

1 ボウルに、ひと口大に切った白菜を入れて塩を全体にまぶし、10分ほどおく。
2 水分がにじんできたら、しんなりするまでもんで水けをきり、ゆずの皮を加えて和える。

エストロゲンを多く摂ると妊娠しやすくなる？

妊娠しやすい食材に含まれる成分としてよく取り上げられる「エストロゲン」。食材では、大豆に含まれるイソフラボンがよく知られており、イソフラボンを摂取することで、頭痛や不安感といった月経前症候群を軽減してくれることがわかっています[※1]。

ですが、エストロゲンを余計に摂取するのはあまり好ましいとは思えません。日本人を対象とした論文では、1日50mgのイソフラボンを摂取すると、75％もの人の月経周期が延長したという結果が出ています[※2]。また、食品安全委員会の新開発食品専門調査会では、1日120mgの摂取で血中エストロゲン濃度は33％も低下し、月経周期も11.7％増加すると発表しています。

イソフラボンを120mg摂取している、という方はかなり多く、患者さんの中には、サプリメント以外に1日に4～5杯もの豆乳を飲んでいる、という方も少なくありません。すると1日のイソフラボン摂取量は200mgを超え、エストロゲン濃度が81％も低下し、その方たちの多くは早発閉経になっていました。

「妊娠のために○○を食べたらよい」という言葉はダイエットに似ています。「△△だけダイエット」がリバウンドしやすいことはご存じですよね。妊活も同じです。植物性エストロゲンの摂取だけで妊娠しやすくなることはありません。摂り過ぎにならないよう十分注意してくださいね。

※1　石渡尚子他「月経前症候群に及ぼす大豆イソフラボンの影響」大豆たん白質研究 2003年 Vol.6
※2　Watanabe S et al. Effects of isoflavone supplement on healthy women. Bio Factors. (2000) 12: 233-41.

昼食
602kcal

→つくり方は82ページ

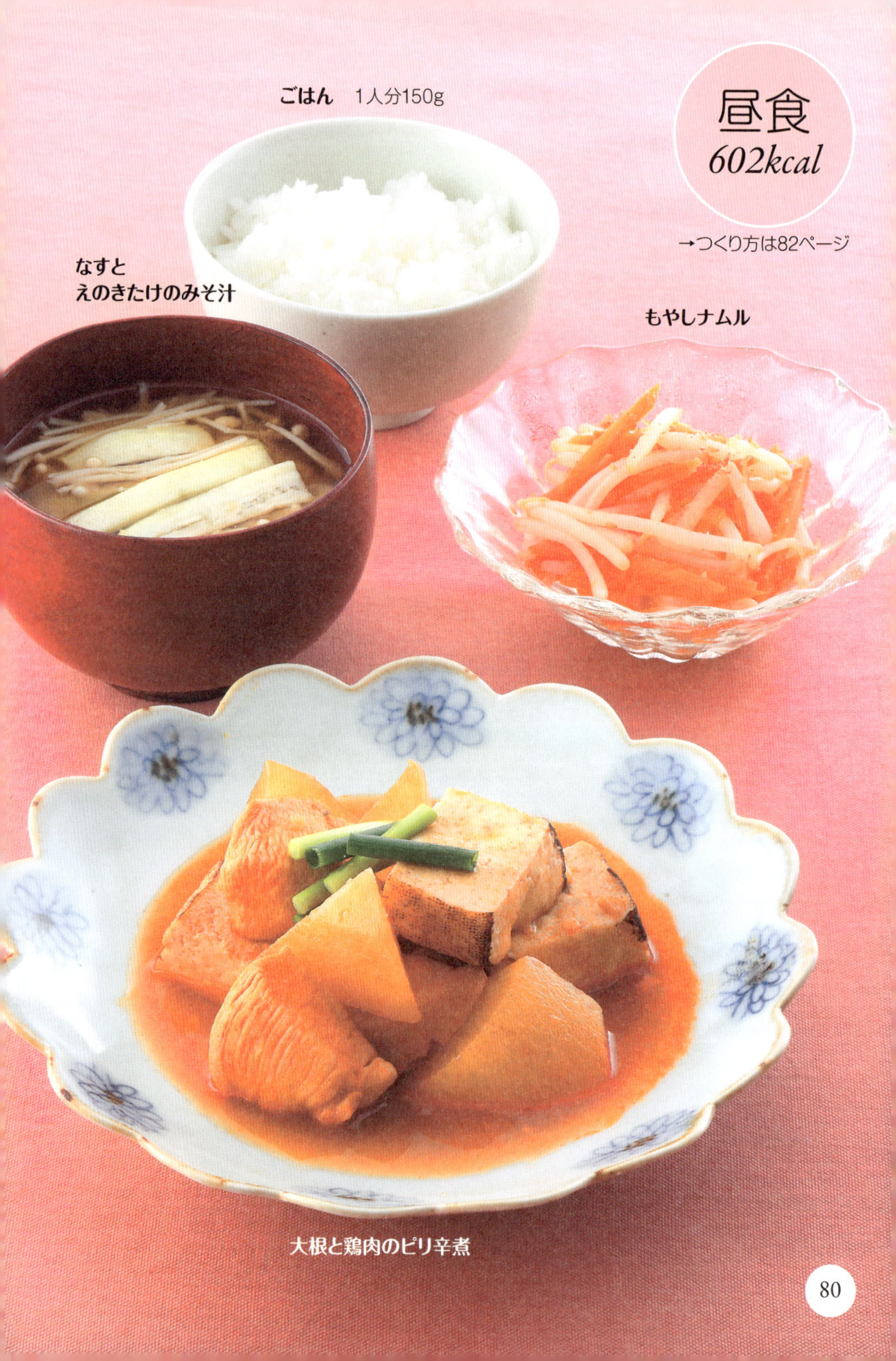
ごはん　1人分150g
なすと
えのきたけのみそ汁
もやしナムル
大根と鶏肉のピリ辛煮

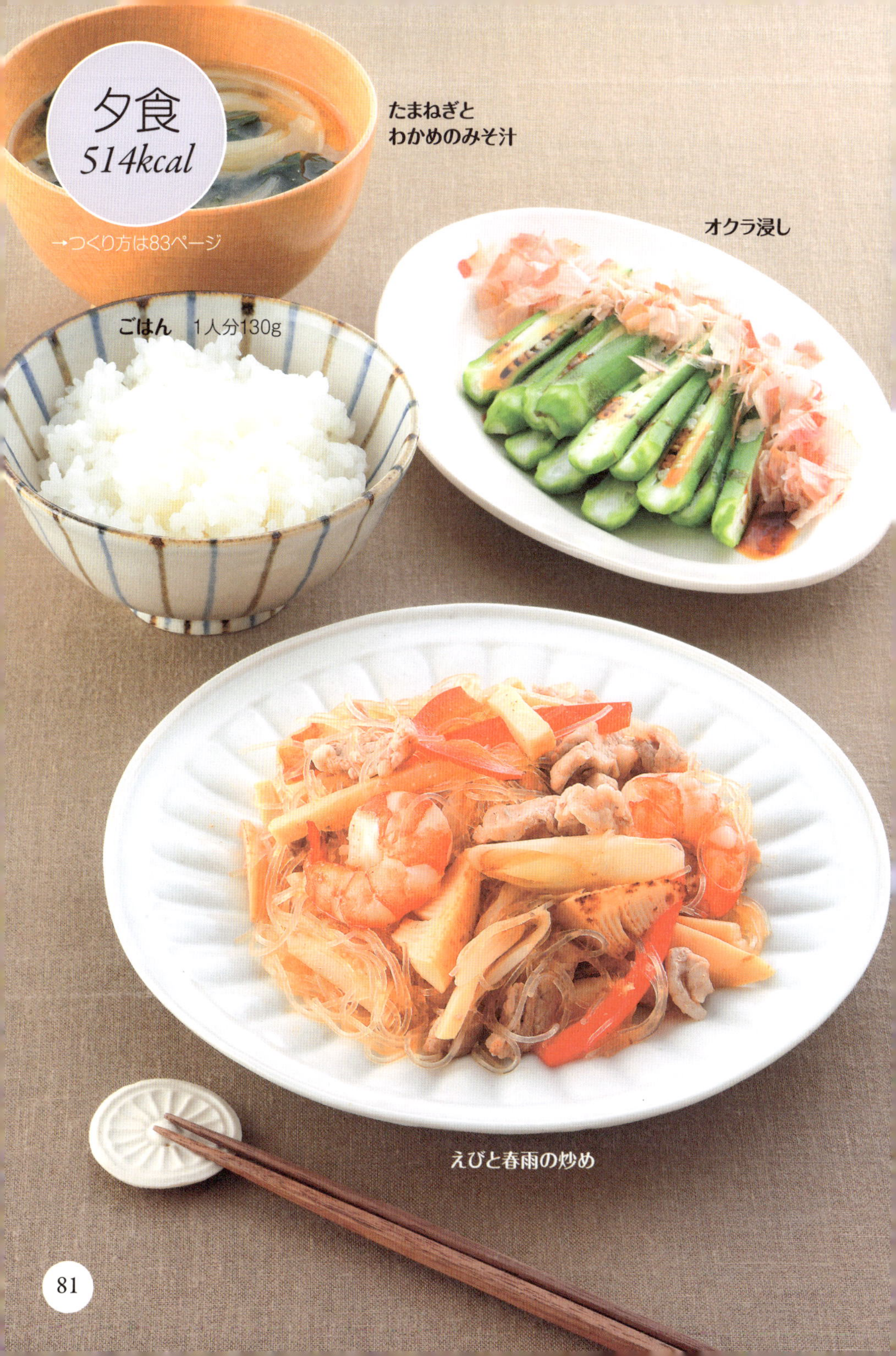
夕食
514kcal
→つくり方は83ページ
たまねぎと
わかめのみそ汁
オクラ浸し
ごはん 1人分130g
えびと春雨の炒め

卵胞期前半
2日め

昼食

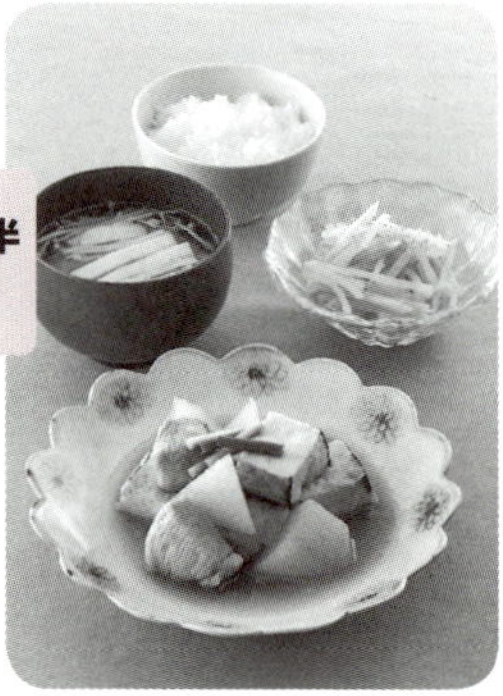

なすとえのきたけのみそ汁

材料（2人分）

なす……80g（大1本）
えのきたけ……40g（1/4パック）
煮干しだし……1.5カップ（つくり方→P98）
みそ……小さじ4

つくり方

1 なすは皮をむいて棒状に切る。えのきたけは、根元を切り落とし手でほぐす。
2 鍋に煮干しだしを入れて沸かし、みそを溶かす。1を加えて、火を通す。

もやしナムル

材料（2人分）

もやし（緑豆）……160g（1/2袋）
にんじん……40g（1/2本）
A 白すりごま……小さじ1
　しょうゆ……小さじ1
　酢……小さじ1

つくり方

1 もやしはひげ根をとり、にんじんはせん切りにする。
2 鍋に湯を沸かし、1をさっとゆでて、ザルにあげ、水けをきる。
3 ボウルにAを混ぜ合わせ、2が熱いうちに加えて和える。

大根と鶏肉のピリ辛煮

材料（2人分）

大根……200g（長さ4cm）
鶏むね肉（皮なし）……200g（2/3枚）
焼き豆腐……160g（1/2丁）
ごま油……小さじ2
にんにく（みじん切り）……小さじ1
しょうが（みじん切り）……小さじ2
コチュジャン……小さじ2
A 水……1カップ
　しょうゆ……大さじ1
　砂糖……　大さじ1
　酒……大さじ1
細ねぎ……2g（1本）

つくり方

1 大根は大きめの乱切り、鶏肉、焼き豆腐は、それぞれひと口大に切る。
2 鍋にごま油、にんにく、しょうがを入れて熱し、コチュジャン、大根を入れて炒める。
3 全体に油が回ったら、鶏肉を加えて炒め合わせ、肉の色が変わったらAを加える。煮立ったら焼き豆腐を加え、落としぶたをして弱火で10分ほど煮込む。
4 器に盛り、3cm長さの細ねぎを散らす。

卵胞期前半
2日め

夕食

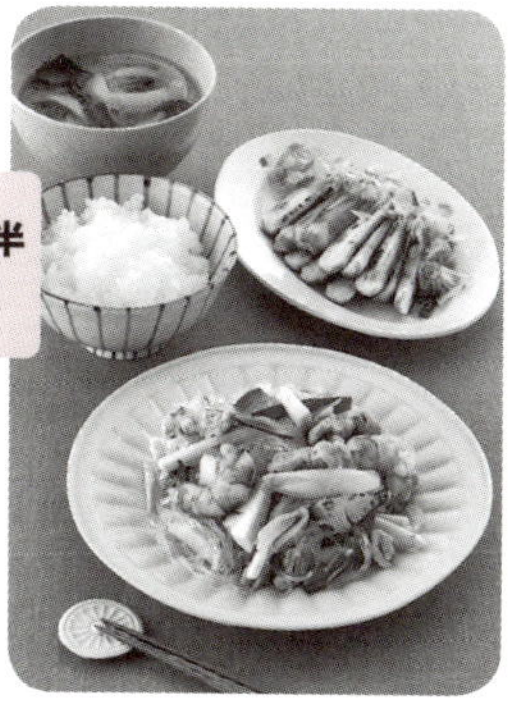

たまねぎとわかめのみそ汁

材料(2人分)

たまねぎ……80g(小1/2個)
塩わかめ……20g
煮干しだし……1.5カップ(つくり方→P98)
みそ……小さじ4

つくり方

1 たまねぎはくし形切りに、塩わかめは水で戻し、食べやすい大きさに切る。
2 鍋に煮干しだしを入れて沸かし、みそを溶かす。たまねぎを加えて火を通し、わかめを加えてさっと煮る。

オクラ浸し

材料(2人分)

オクラ……100g(10本)
しょうゆ……小さじ2
かつおぶし……3g(小1パック)

つくり方

1 オクラはガクの周りを切り落とし、塩(分量外)でもみ、そのままさっとゆでて、ザルにあげる。縦半分に切る。
2 器に**1**を盛りつけ、しょうゆをかけて、かつおぶしをふる。

えびと春雨の炒め

材料(2人分)

豚もも薄切り肉……80g
えび(ブラックタイガーなど)
……100g(大6尾)
春雨……40g
たけのこ(ゆで)……80g(大1/2個)
パプリカ(赤)……20g(1/8個)
長ねぎ……40g(2/5本)
サラダ油……小さじ2
中華だし……1/2カップ(つくり方→P66)
しょうゆ……小さじ2
あら塩……小さじ1/5
あらびき黒こしょう……少々

つくり方

1 豚肉は細切りに、えびは背わたを取り除き、殻をむく。春雨は熱湯につけてかために戻し、食べやすい長さに切る。たけのこは細切りに、パプリカは縦に薄切りに、長ねぎは斜め薄切りにする。
2 フライパンにサラダ油を熱し、長ねぎ、たけのこ、パプリカの順に炒めて、しんなりしたら豚肉、えびを加えて炒める。
3 肉の色が変わったら春雨、中華だしを加える。煮立ったらしょうゆ、塩、こしょうで味を調える。

卵胞期後半 1日めのメニュー

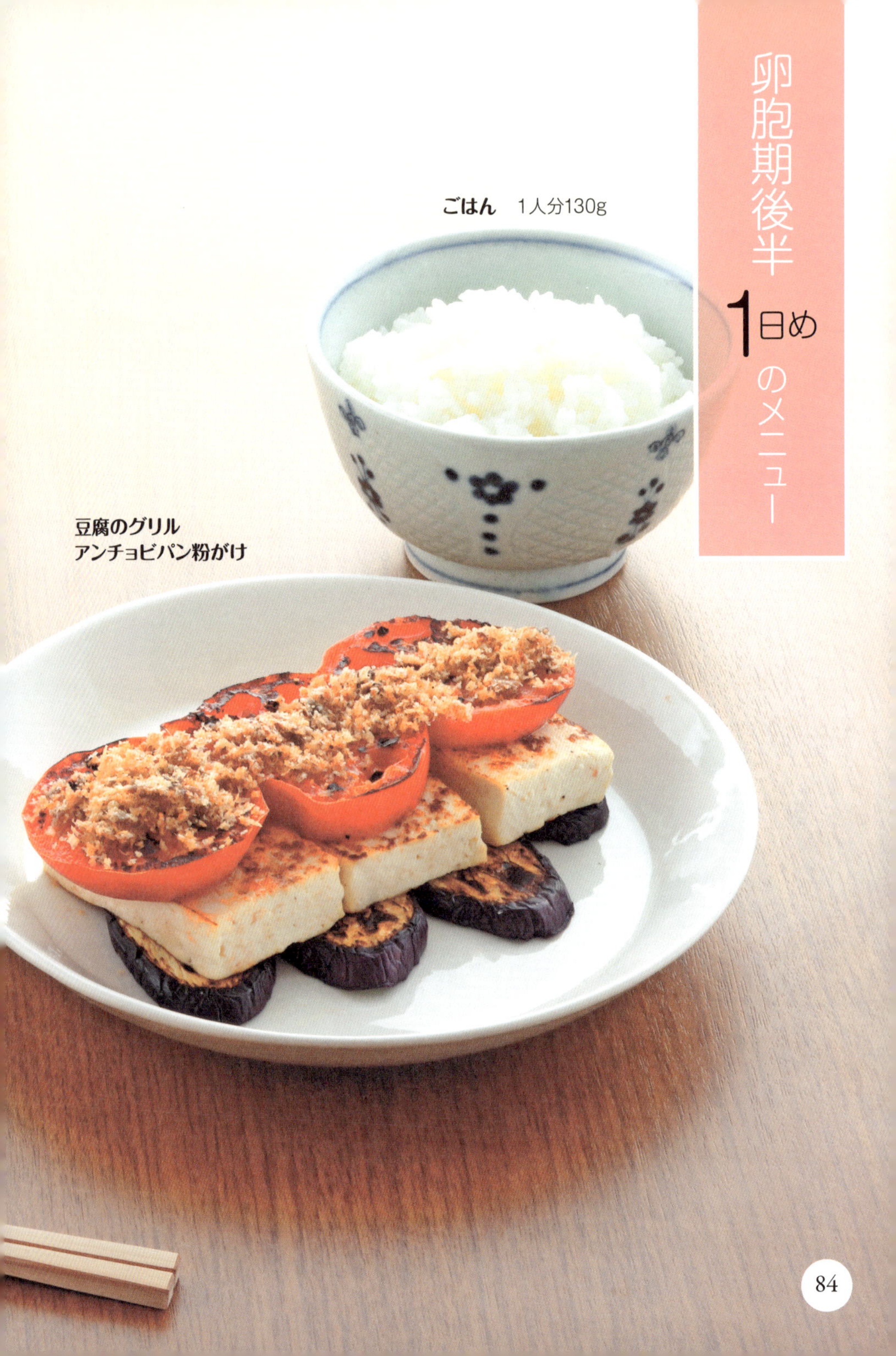

ごはん　1人分130g

豆腐のグリル
アンチョビパン粉がけ

朝食
663kcal

→つくり方は86ページ

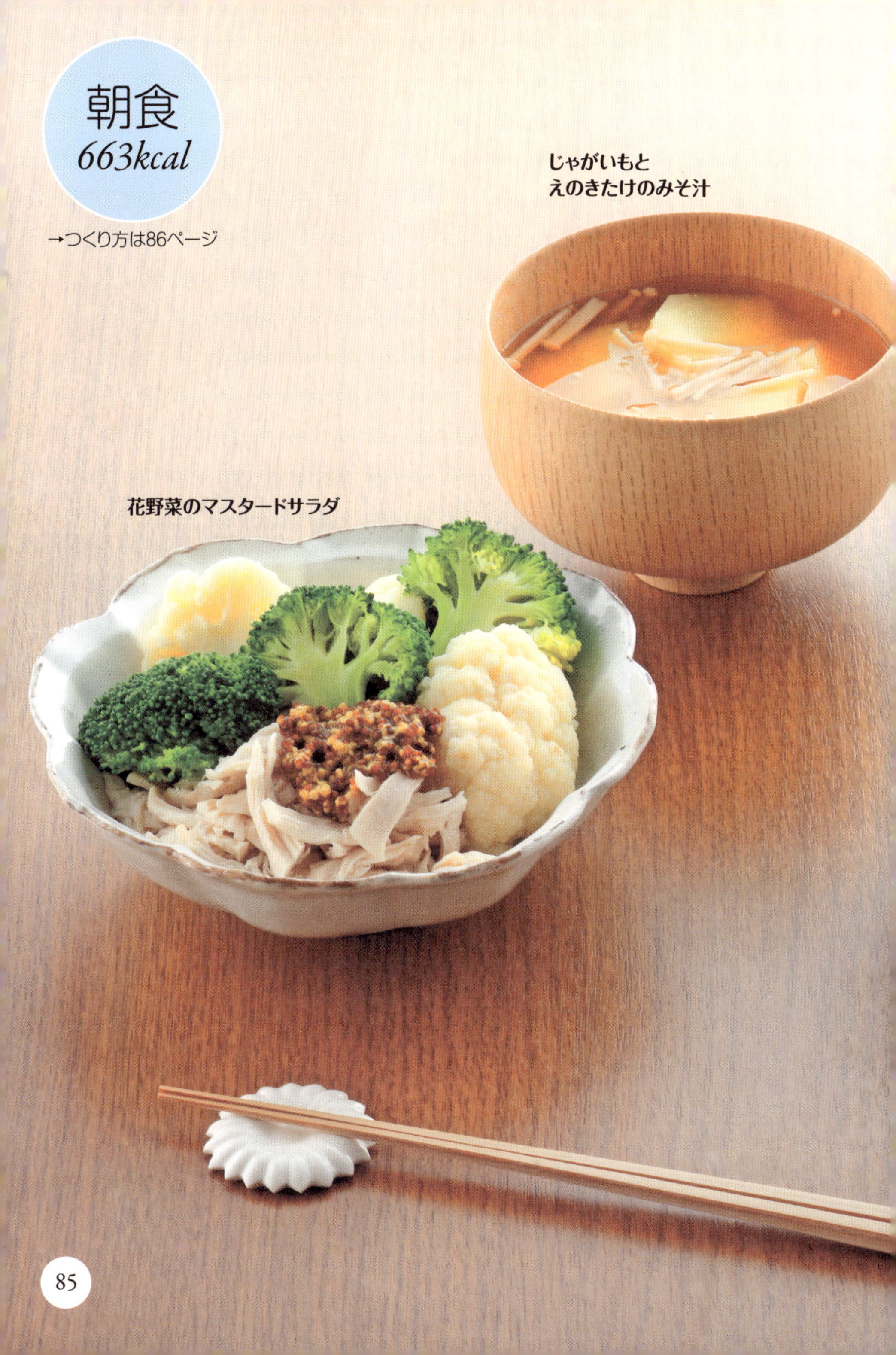
じゃがいもと
えのきたけのみそ汁
花野菜のマスタードサラダ

卵胞期後半
1日め

朝食

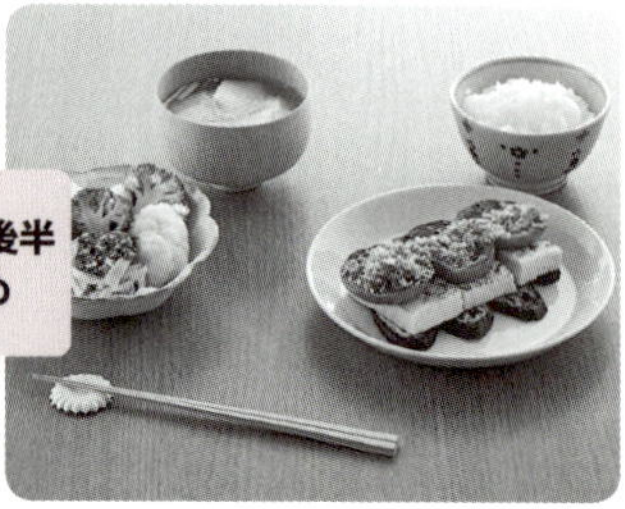

下ごしらえは
前日の夜に
しておこう！

じゃがいもと えのきたけのみそ汁

材料（2人分）

じゃがいも……100g（中1個）
えのきたけ……40g（1/4パック）
煮干しだし……1.5カップ（つくり方→P98）
みそ……小さじ4

つくり方

1 じゃがいもは、ひと口大に切る。えのきたけは根元を切り、手でほぐす。
2 鍋に煮干しだしとじゃがいもを入れて、弱火で火を通す。みそを溶かし入れ、えのきたけを加え、さっと煮る。

下ごしらえは
前日の夜に
しておこう！

花野菜の マスタードサラダ

材料（2人分）

鶏ささみ肉（すじなし）……100g（2本）
ブロッコリー……100g（1/4個）
カリフラワー……100g（1/4個）
あら塩……少々
粒マスタード……小さじ2

つくり方

1 鶏ささみは、ゆでて火を通し、手で細かく裂く。ブロッコリー、カリフラワーは小房に分けて、さっとゆでる。
2 1を器に盛りつけ、塩をふり、粒マスタードを添える。

下ごしらえは
前日の夜に
しておこう！

豆腐のグリル アンチョビパン粉がけ

材料（2人分）

木綿豆腐……400g（大1丁）
なす……100g（小2本）
トマト……200g（大1個）
アンチョビフィレ……8g（2枚）
オリーブ油……大さじ1
ドライパン粉……大さじ4
あら塩……少々

つくり方

1 木綿豆腐は、キッチンペーパーで包んでしっかり水けをきり、6等分に切る。なすは皮付きのまま1cm幅の斜め切りに、トマトは1cm幅の輪切りにする。アンチョビフィレは、粗みじん切りにする。
2 フライパンにオリーブ油を熱し、アンチョビを炒め、パン粉を加える。パン粉がカリカリのきつね色になるまで炒め合わせ、塩で味を調え、とり出す。
3 フライパンを熱し、豆腐、なす、トマトをそれぞれ焼き色がつくまで両面を焼く。
4 器に、なす、豆腐、トマトの順に重ね、2を散らす。

乳製品はどうしてよくない？

代表的な高エストロゲン含有食品の牛乳は乳牛を妊娠させることで産乳効率が上がるため、エストロゲンが多量に含まれています。牛乳に含まれるエストロゲンのうち70%が硫酸エストロンと呼ばれるもので、体の中で生物活性の高いエストラジオールになります。病院で測定するエストロゲンも、このエストラジオール（E2）を測定しています。そして牛乳には硫酸エストロンが1ℓに約380ngも含まれているのです[※1]。

厚生労働省は1日に200mlの牛乳の摂取を勧めていますから、それは76ngの硫酸エストロンを摂取することにもなります。体重50kgの女性には、約4ℓの血液が流れています。月経3日めだとエストラジオールはおよそ30pg/mlなので、体全体で120ngのエストラジオールが含まれていることになります。ですから、1日1杯の牛乳を飲むと、体にあるエストラジオールの量がいきなり6割もアップすることに。すると**卵胞の大きさとエストロゲン値があわなくなり**、これが卵胞の成長や排卵などを狂わせてしまいます。

他にも、牛乳の摂取量を増やすことが卵巣がんのリスクを高める[※2]などといった論文も多く、それでなくても不妊治療を受けるとホルモン剤を服用する機会が増えるのですから、さらに牛乳や乳製品など高エストロゲン含有食品を摂取する必要はないのです。

※1 Ganmaa D et al, Commercial cows' milk has uterotrophic activity on the uteri of young ovariectomized rats and immature rats. International Journal of Cancer 118: 2363-5, 2006

※2 Susanna C Larsson et al, Milk and lactose intakes and ovarian cancer risk in the Swedish Mammography Cohort. Am J Clin Nutr November 2004 vol. 80 no. 5: 1353-1357

昼食
629kcal

→つくり方は90ページ

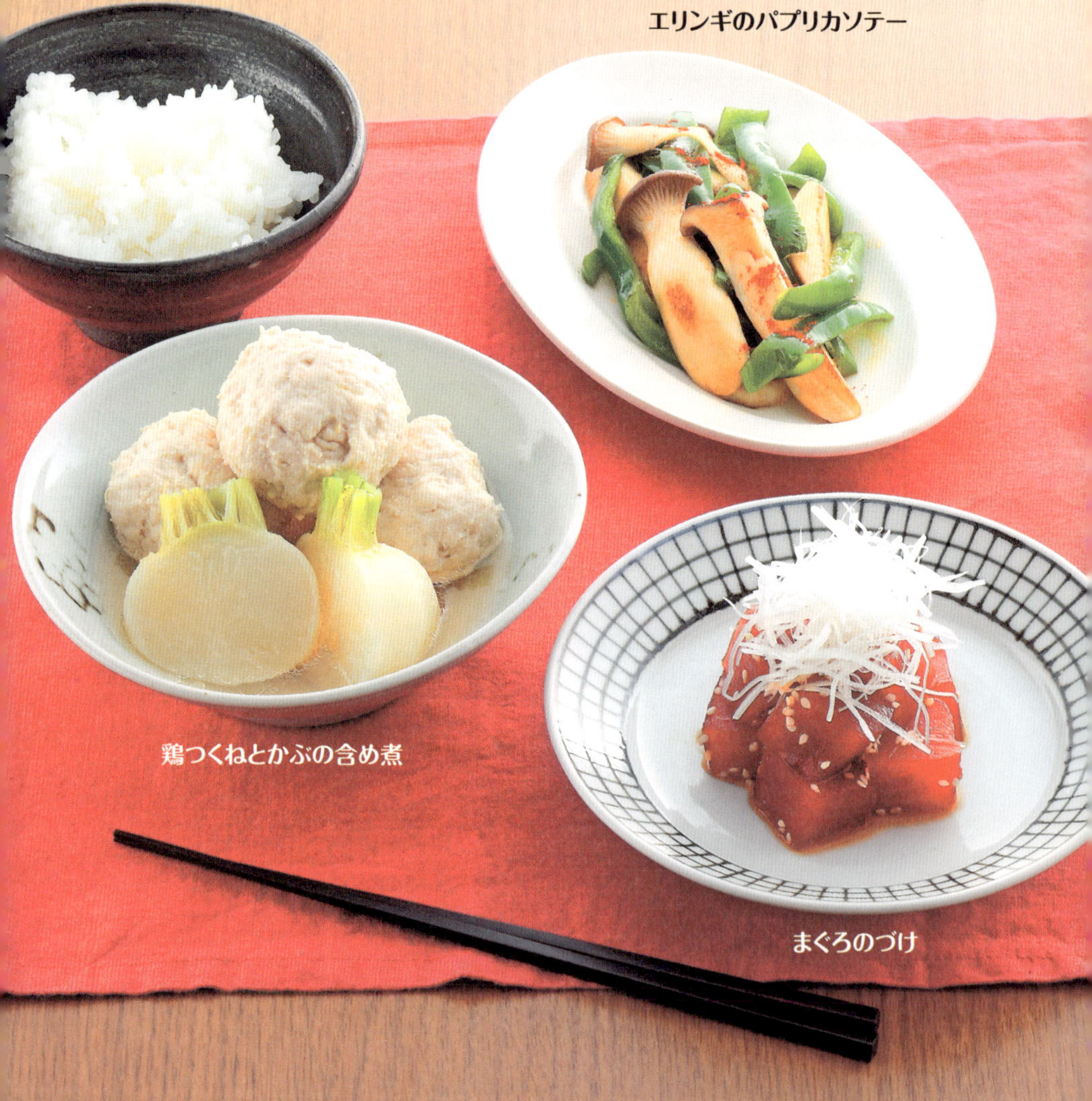

ごはん 1人分130g

エリンギのパプリカソテー

鶏つくねとかぶの含め煮

まぐろのづけ

夕食
527kcal

→つくり方は91ページ

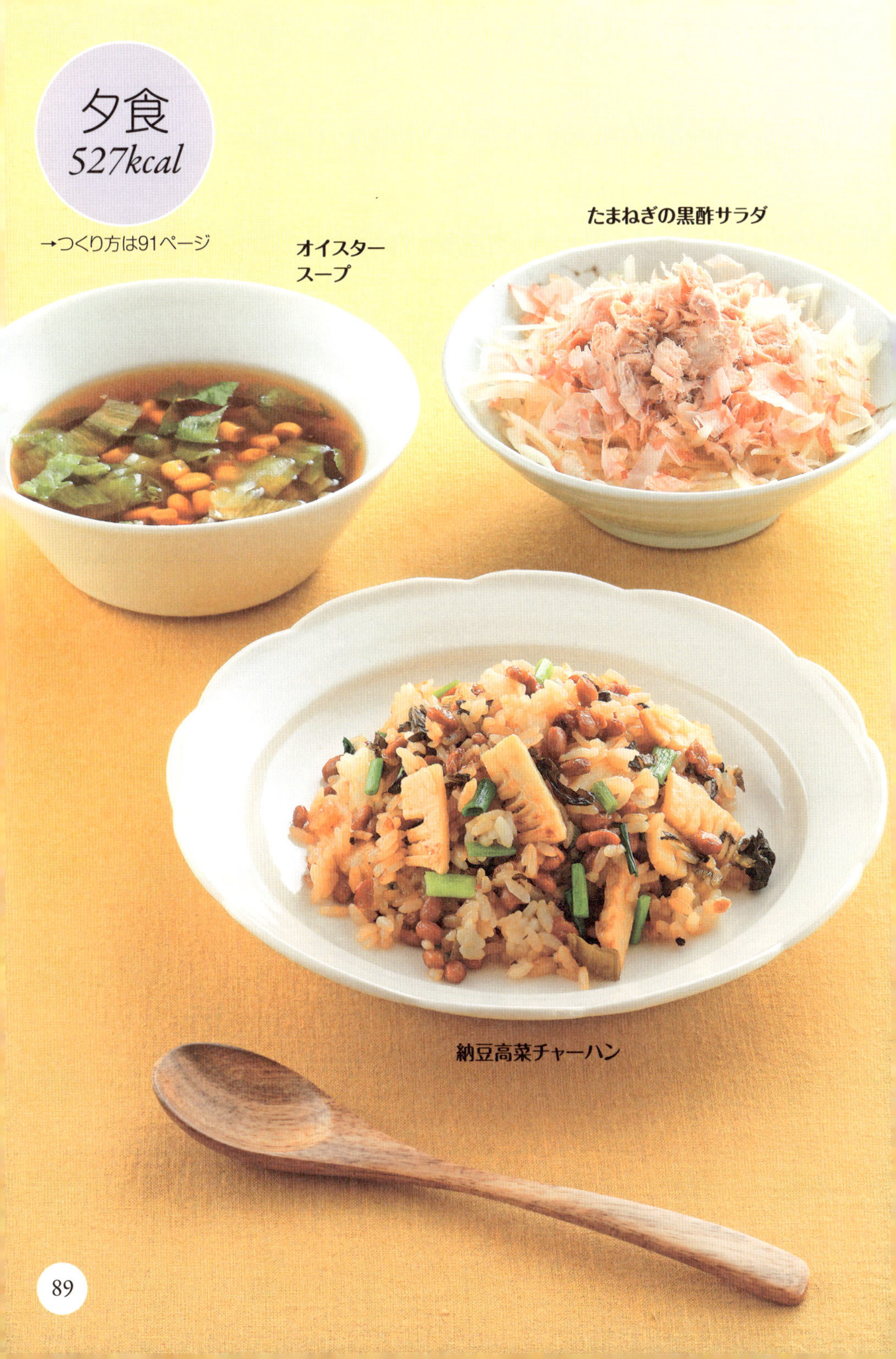

オイスタースープ

たまねぎの黒酢サラダ

納豆高菜チャーハン

卵胞期後半
1日め

昼食

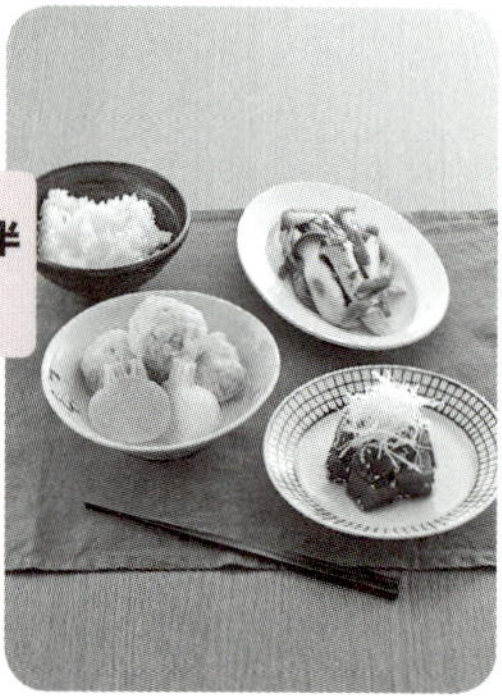

まぐろのづけ

材料（2人分）

まぐろ（赤身）……200g

A
- しょうゆ……大さじ1
- 酒……大さじ1
- みりん……小さじ1
- 白いりごま……小さじ1/3

白髪ねぎ……20g（1/5本分）

つくり方

1. まぐろは2cmの角切りにする。
2. バットにAを合わせ、1を入れて全体にからめ、冷蔵庫で30分ほどおく。
3. 器に盛りつけ、白髪ねぎを飾る。

エリンギのパプリカソテー

材料（2人分）

エリンギ……100g（1パック）

ピーマン……100g（小5個）

サラダ油……小さじ2

パプリカパウダー……少々

あら塩……小さじ1/5

あらびき黒こしょう……少々

つくり方

1. エリンギは縦4等分に、ピーマンは1cm幅に切る。
2. フライパンにサラダ油を熱し、パプリカパウダーを加えてなじませ、エリンギ、ピーマンを炒める。焼き色がついたら塩、こしょうで味を調える。

鶏つくねとかぶの含め煮

材料（2人分）

かぶ……60g（大2個）

A
- 鶏むねひき肉……300g
- 長ねぎ（みじん切り）……20g（1/5本分）
- しょうが（すりおろし）……小さじ1
- 片栗粉……小さじ2
- あら塩……少々

かつおだし……2カップ（つくり方→P75）

あら塩……小さじ1/2

しょうゆ……少々

つくり方

1. かぶは葉を少し残して皮をむき、縦半分に切る。
2. ボウルにAを入れて、粘りがでるまでよくこね、6等分にして丸める。
3. 鍋にかつおだし、塩、しょうゆを入れて火にかけ、煮立ったら2を入れて中火で5分ほど煮る。
4. かぶを加えて落としぶたをし、弱火で10分ほど煮る。

卵胞期後半
1日め

夕食

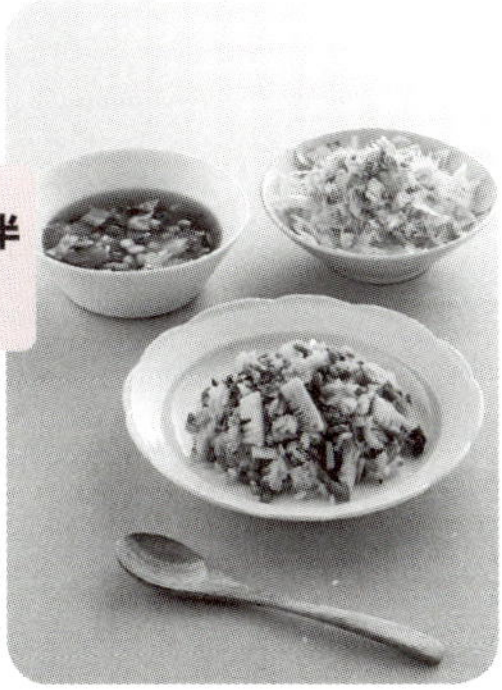

オイスタースープ

材料(2人分)

レタス……40g
洋風だし……1.5カップ(つくり方→P107)
A オイスターソース……大さじ1/2
A あら塩……小さじ1/5
A こしょう……少々
ホールコーン(缶)……40g(小1/3缶)

つくり方

1. レタスは細切りにする。
2. 鍋に洋風だしを入れて沸かし、Aを加えて味を調える。
3. レタス、コーンを加えて、ひと煮立ちさせる。

たまねぎの黒酢サラダ

材料(2人分)

たまねぎ……200g(1個)
ツナ(水煮缶)……140g(2缶)
黒酢……大さじ1
しょうゆ……小さじ1
かつおぶし……少々

つくり方

1. たまねぎは縦に薄切りにして水にさらし、水けをよくしぼる。ツナ缶も汁けをきる。
2. ボウルに、たまねぎ、黒酢、しょうゆを入れて和える。
3. 器に盛りつけ、かつおぶしを散らしてツナをのせる。

納豆高菜チャーハン

材料(2人分)

高菜漬け……40g
たけのこ(水煮)……60g(1/2個)
サラダ油……大さじ1
納豆……100g(2パック)
ごはん……260g
しょうゆ……小さじ2
こしょう……少々
細ねぎ(2cm長さ)……20g(10本)

つくり方

1. 高菜漬けは塩抜きして粗みじん切りに、たけのこは短冊切りにする。
2. フライパンにサラダ油を熱し、1を炒めて、全体に油が回ったら納豆を加えて、さらに炒める。
3. ごはんを加えてよく炒め、フライパンの鍋肌にしょうゆを加えて焦がし、全体になじませてこしょうをふる。細ねぎを加えて、混ぜ合わせる。

卵胞期後半 2日め のメニュー

大根のもみ漬け

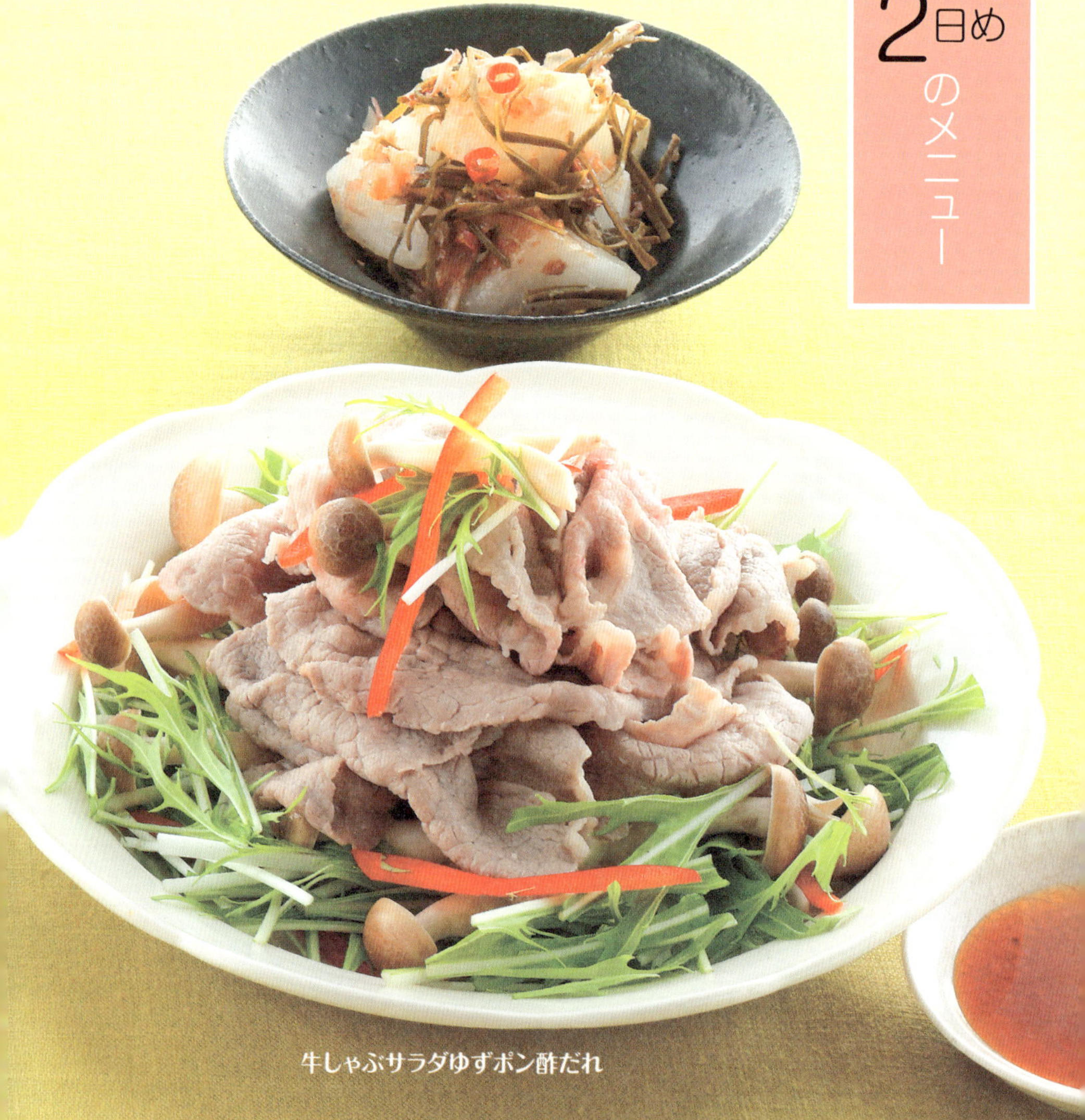

牛しゃぶサラダゆずポン酢だれ

朝食
658kcal

→つくり方は94ページ

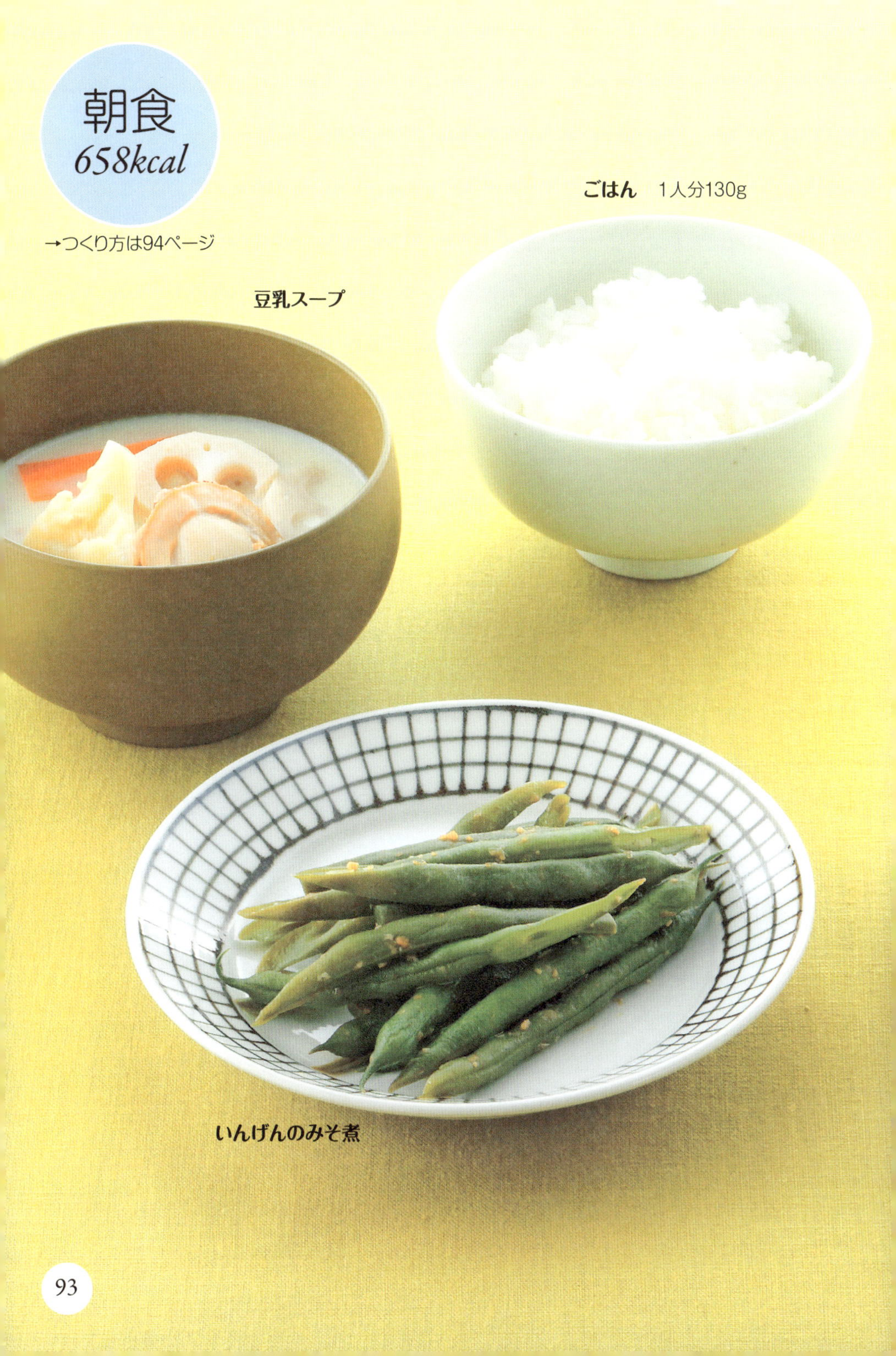
ごはん　1人分130g
豆乳スープ
いんげんのみそ煮

豆乳スープ

前日の夜に
作っておこう！

材料（2人分）

カリフラワー……60g（1/6個）
れんこん……80g（小1節）
にんじん……40g（小1/2本）
洋風だし……1カップ（つくり方→P107）
ほたて（ボイル）……80g（小5個）
豆乳（無調整）……3/4カップ
あら塩……小さじ1/2

つくり方

1 カリフラワーは小房に分ける。れんこんは薄切りに、にんじんは短冊切りにする。
2 鍋に洋風だしを入れて沸かし、1を加えて火を通す。ほたてを加えてひと煮立ちしたら豆乳を加え、塩で味を調える。

牛しゃぶサラダ ゆずポン酢だれ

前日の夜に
作っておこう！

材料（2人分）

牛もも薄切り肉（しゃぶしゃぶ用）……360g
水菜……100g（1/2束）
ぶなしめじ……100g（1パック）
パプリカ（赤）……20g（1/8個）
A ゆず（しぼり汁）……大さじ1
　しょうゆ……小さじ2
　みりん……小さじ1

つくり方

1 牛肉は1枚ずつさっとゆでて、ザルにあげて水けをよくきる。
2 水菜は食べやすい長さに切る。ぶなしめじは手でほぐし、さっとゆでる。パプリカはせん切りにする。
3 器に2→1の順に彩りよく盛りつけ、混ぜ合わせたAを添える。

卵胞期後半
2日め

朝食

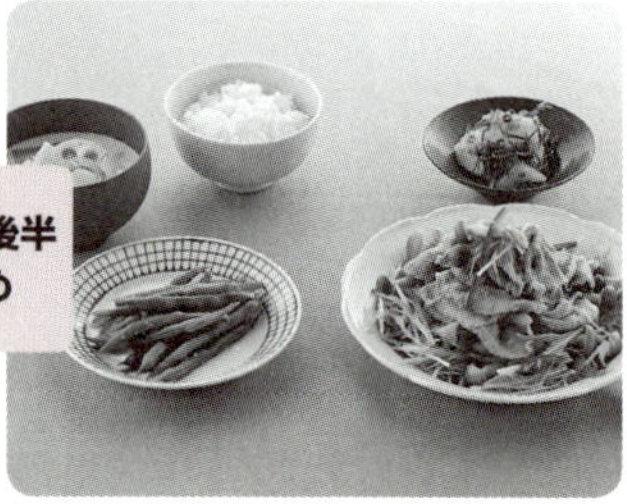

いんげんのみそ煮

前日の夜に
作っておこう！

材料（2人分）

いんげん……140g(14本)
かつおだし……1/2カップ（つくり方→P75）
酒……小さじ2
みそ……小さじ2
砂糖……小さじ1

つくり方

1 いんげんは、斜め半分の長さに切る。
2 鍋にかつおだしと酒を入れて火にかけ、いんげんを加えて、弱火でやわらかくなるまで10分ほど煮る。
3 みそ、砂糖を加えて全体にからめる。

大根のもみ漬け

2食分まとめて、
前日の夜に
作っておこう！

材料（2人分×2回分）

大根……160g（長さ3cm）
あら塩……小さじ2/5
A 刻み昆布……4g
　かつおぶし……3g（小1パック）
　しょうゆ……小さじ1/2
　赤とうがらし（小口切り）……少々

つくり方

1 大根は小さめの乱切りにして、塩をまぶす。水分がにじんできたら、しんなりするまでよくもむ。
2 1にAを加えて全体になじませ、冷蔵庫にひと晩おく。
3 器に1/4量を盛る。冷蔵庫で3日間保存できる。

魚の食べ過ぎはよくない!?

最近、魚しか食べていないという方に出会います。確かに、飽和脂肪酸の摂取量を減らして魚に含まれるオメガ3系脂肪酸の摂取量を増やすと、精子の質がアップする[※1]といわれていますし、乳がんのリスクも減らしてくれる[※2]のですから、魚を主なたんぱく源として食べたくなるのも理解できます。

そのうえ、魚の油に含まれるエイコサペンタエン酸（EPA）やドコサヘキサエン酸（DHA）は、血液中の中性脂肪値を下げて動脈硬化の予防をしたり、血栓防止効果[※3]によって妊娠を継続しにくくする**不育症の改善にも効果**が得られたり、子宮内膜症のリスクを減らしてくれます。魚料理を増やすことは推奨したいのですが、魚だけに偏るのもよくないと思うのです。

最近、オメガ3脂肪酸の摂取リスクがわかってきました。前立腺がんリスクが4割も上昇し[※4]、EPAの摂取が多くなると出血しやすくなるというのです。患者さんの中にも黄体期後期に不正出血を起こす方はEPAのサプリメントを飲んでいる場合が少なくなく、止めてもらうと不正出血が止まるケースが多いのです。また、エストロゲンの生産量を減らしてしまう可能性も指摘されています。3食とも魚料理や、サプリメントでのEPAやDHAの摂取は考え直してもよいのでは。

※1 Jill A. Attaman et al. Dietary fat and semen quality among men attending a fertility clinic. Hum. Reprod. (2012) 27 (5): 1466-1474

※2 Ju-Sheng Zheng et al. Intake of fish and marine n-3 polyunsaturated fatty acids and risk of breast cancer: meta-analysis of data from 21 independent prospective cohort studies. BMJ 2013;346:f3706

※3 三宅良彦他 「EPAおよびDHA含有食品の抗血栓作用についての検討」Japanese circulation journal 57(SupplementI), 168, 1993-03-01

※4 Theodore M. Brasky et al. Plasma Phospholipid Fatty Acids and Prostate Cancer Risk in the SELECT Trial. JNCI J Natl Cancer Inst djt174 first published online July 10, 2013

昼食 584kcal

→つくり方は98ページ

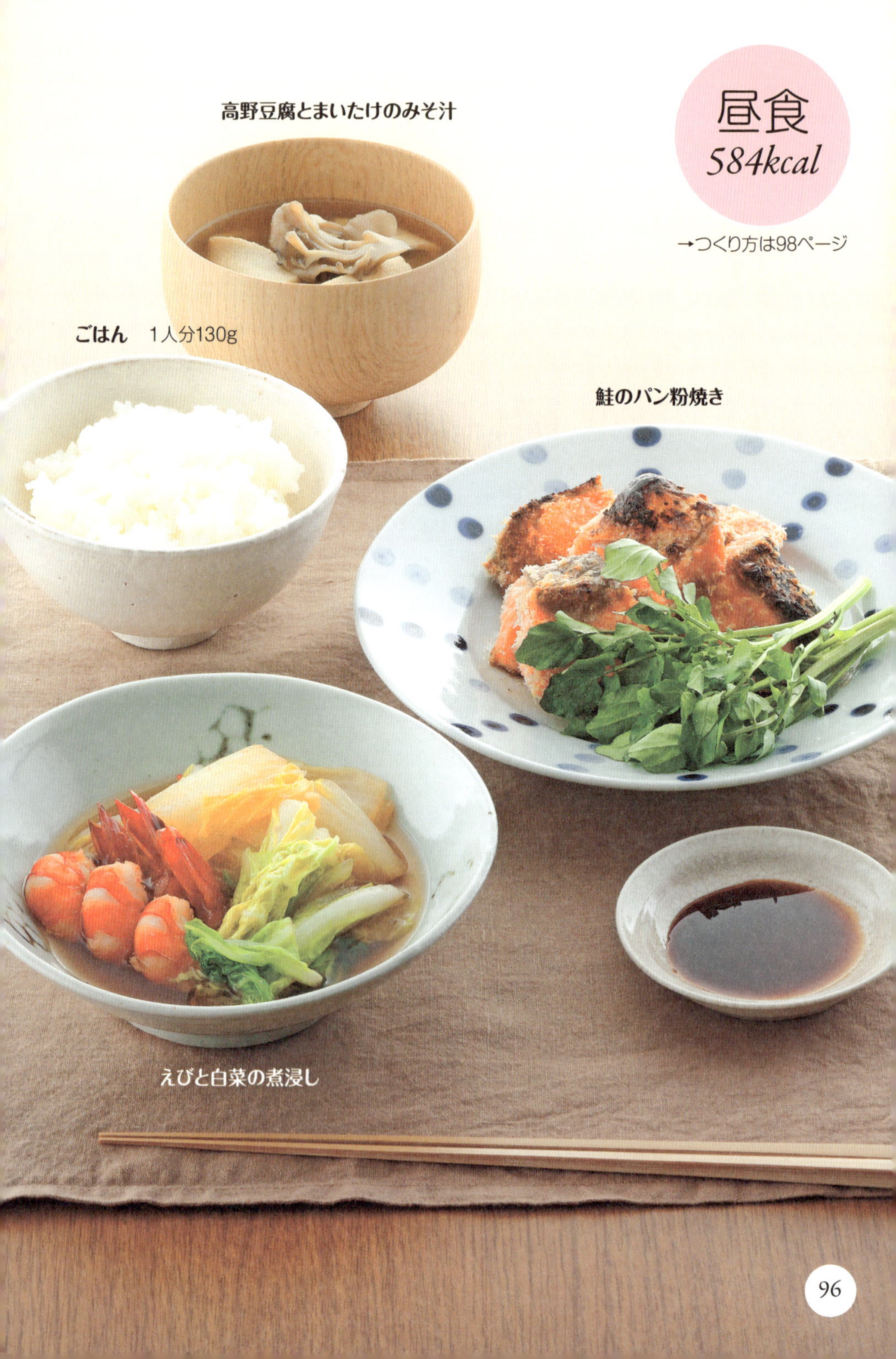
高野豆腐とまいたけのみそ汁
ごはん　1人分130g
鮭のパン粉焼き
えびと白菜の煮浸し

夕食
520kcal

→つくり方は99ページ

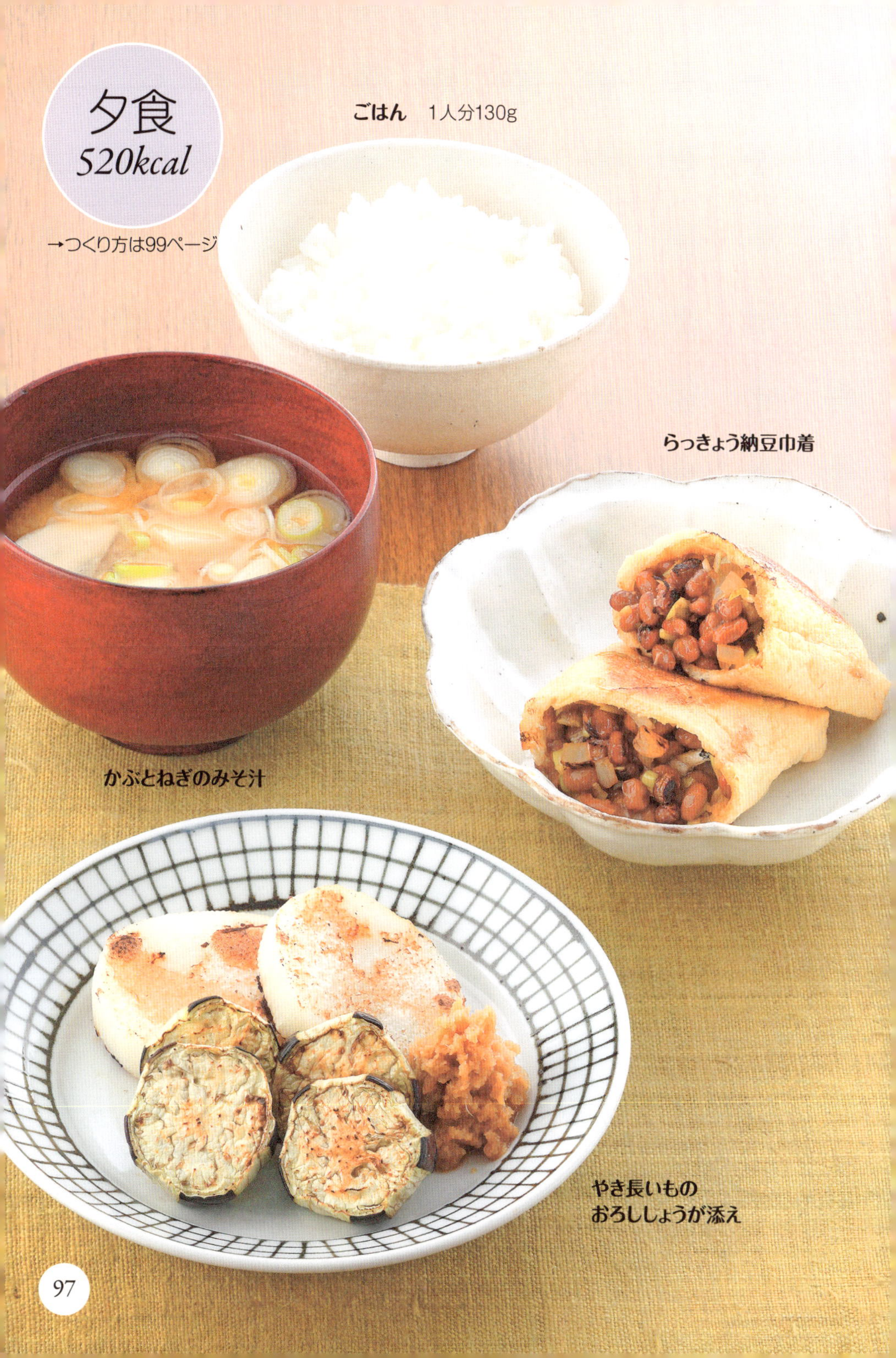

ごはん　1人分130g

らっきょう納豆巾着

かぶとねぎのみそ汁

**やき長いもの
おろししょうが添え**

卵胞期後半
2日め

昼食

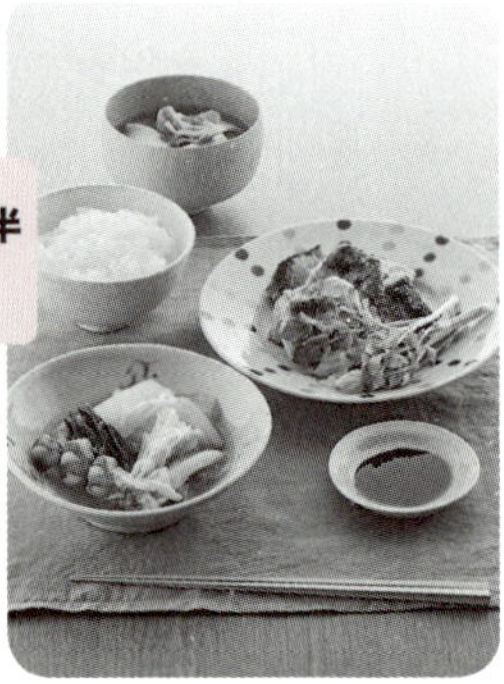

高野豆腐とまいたけのみそ汁

材料（2人分）

高野豆腐……17g（1枚）
まいたけ……40g（1/2パック）
煮干しだし……1.5カップ（つくり方→下記参照）
みそ……小さじ4

つくり方

1 高野豆腐は、水で戻して水けをきり、短冊切りにする。まいたけは、手でほぐす。
2 鍋に煮干しだしを入れて沸かし、**1**を加えて火を通し、みそを溶かす。

えびと白菜の煮浸し

材料（2人分）

えび（ブラックタイガーなど）
……100g（大6尾）
白菜……160g（中3枚）
かつおだし……1カップ（つくり方→P75）
A［しょうゆ……小さじ2
　 みりん……小さじ2

つくり方

1 えびは背わたを取り除き、尾を残して殻をむく。白菜はひと口大に切る。
2 鍋にかつおだしと**A**を入れて火にかける。煮立ったら、**1**を加えて弱火で5分ほど煮含める。

鮭のパン粉焼き

材料（2人分）

鮭（フィレ）……300g
あら塩……小さじ1/5
こしょう……少々
小麦粉……小さじ4
ドライパン粉……大さじ2
ウスターソース……小さじ2
クレソン……10g

つくり方

1 鮭はひと口大に切り、塩、こしょうをふる。
2 **1**に、水大さじ1（分量外）で溶いた小麦粉をからめ、パン粉を全体にまぶす。
3 **2**をグリルで中火で焼いて火を通す。
4 **3**とクレソンを器に盛り、ソースを添える。

作り置きできる！

◆煮干しだしのつくり方◆

1 ボウルに、水1ℓに対して煮干し15g（頭・わたは除かない）を入れる。
2 ラップをし、冷蔵庫でひと晩おく。
3 厚手のキッチンペーパーでこす。

［保存］ビンなどに入れ、冷蔵庫で5日間保存可能。

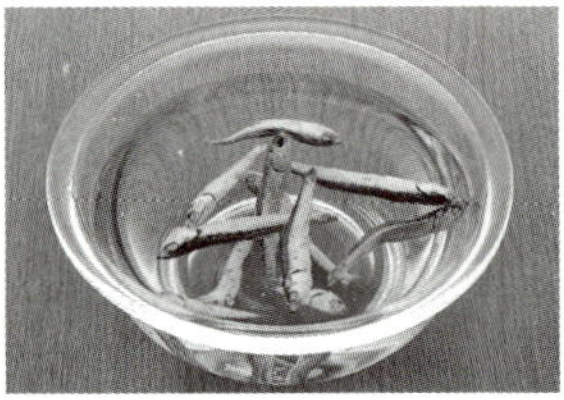

卵胞期後半
2日め

夕食

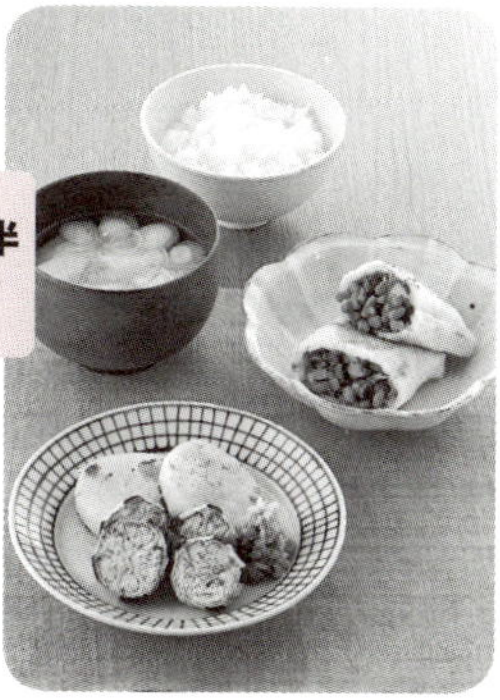

かぶとねぎのみそ汁

材料(2人分)

かぶ……80g(2個)
長ねぎ……20g(1/5本)
煮干しだし……1.5カップ(つくり方→P98)
みそ……小さじ4

つくり方

1. かぶはくし形切りに、長ねぎは小口切りにする。
2. 鍋に煮干しだしを入れて沸かし、かぶを加えて火を通し、みそを溶かし入れ、長ねぎを散らす。

やき長いもの おろししょうが添え

材料(2人分)

長いも……140g(長さ4cm)
なす……80g(大1本)
A［しょうが(すりおろし)……小さじ2
　 しょうゆ……小さじ1

つくり方

1. 長いもは縦1cm幅に切り、皮をむく。なすはところどころ皮をむき、1cm幅に切る。
2. フライパンを熱し、1を並べて両面に焼き色をつける。
3. 器に盛りつけ、合わせたAを添える。

らっきょう納豆巾着

材料(2人分)

らっきょう甘酢漬け(市販品)……30g
長ねぎ……40g(2/5本)
納豆……100g(2パック)
しょうゆ……大さじ1
油揚げ……40g(2枚)

つくり方

1. らっきょう、長ねぎはそれぞれ粗みじん切りにする。
2. ボウルに納豆、1、しょうゆを入れ、さっくり混ぜ合わせる。
3. 油揚げはキッチンペーパーで挟んで油をよくふき取る。半分に切り、袋状に開く。
4. 3に2を詰める。計4個作る。
5. フライパンを熱し、4を並べて両面ともカリッと焼き色がつくまで焼く。

卵胞期後半 3日めのメニュー

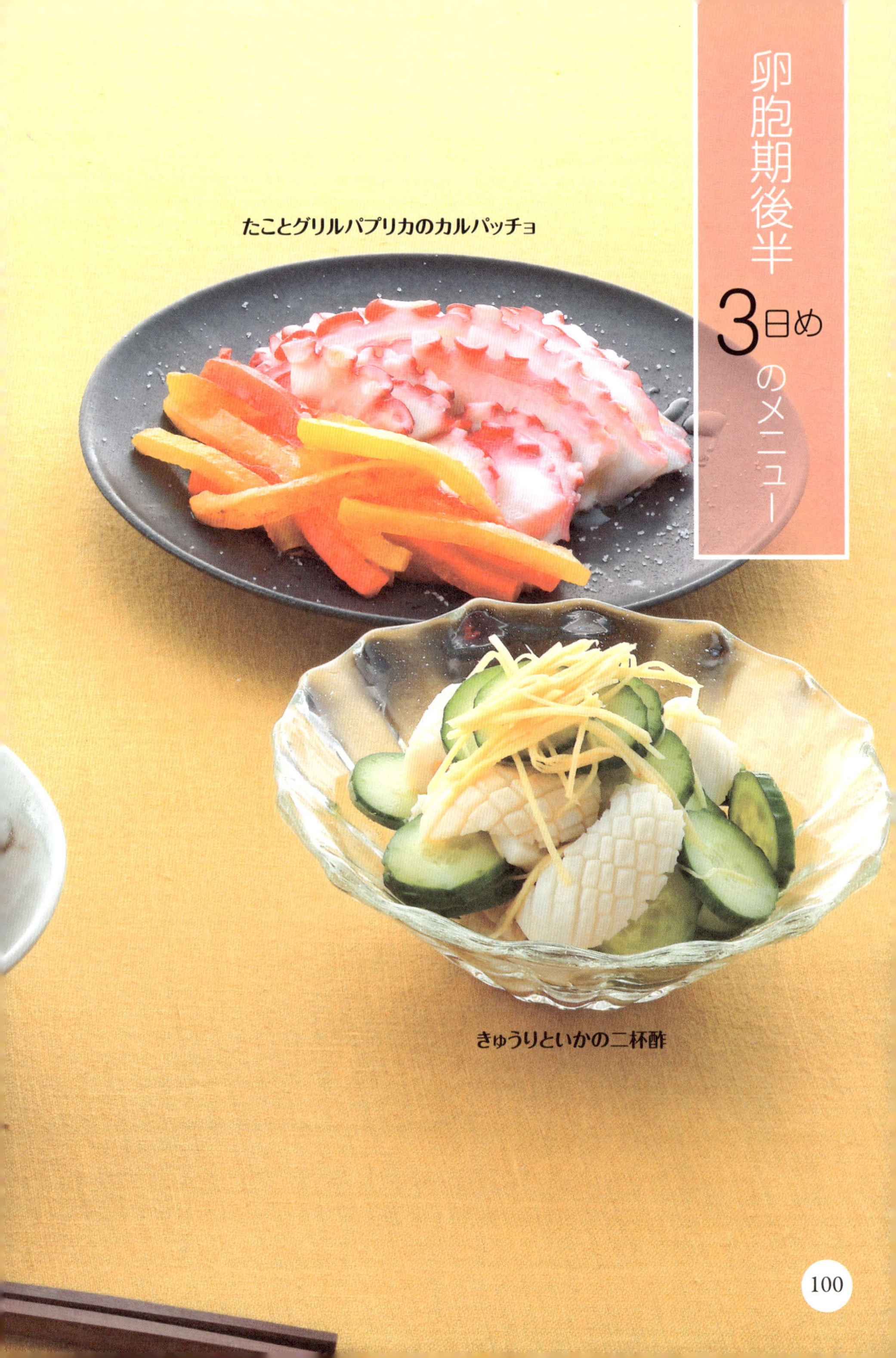

たことグリルパプリカのカルパッチョ

きゅうりといかの二杯酢

朝食
699kcal

→つくり方は102ページ

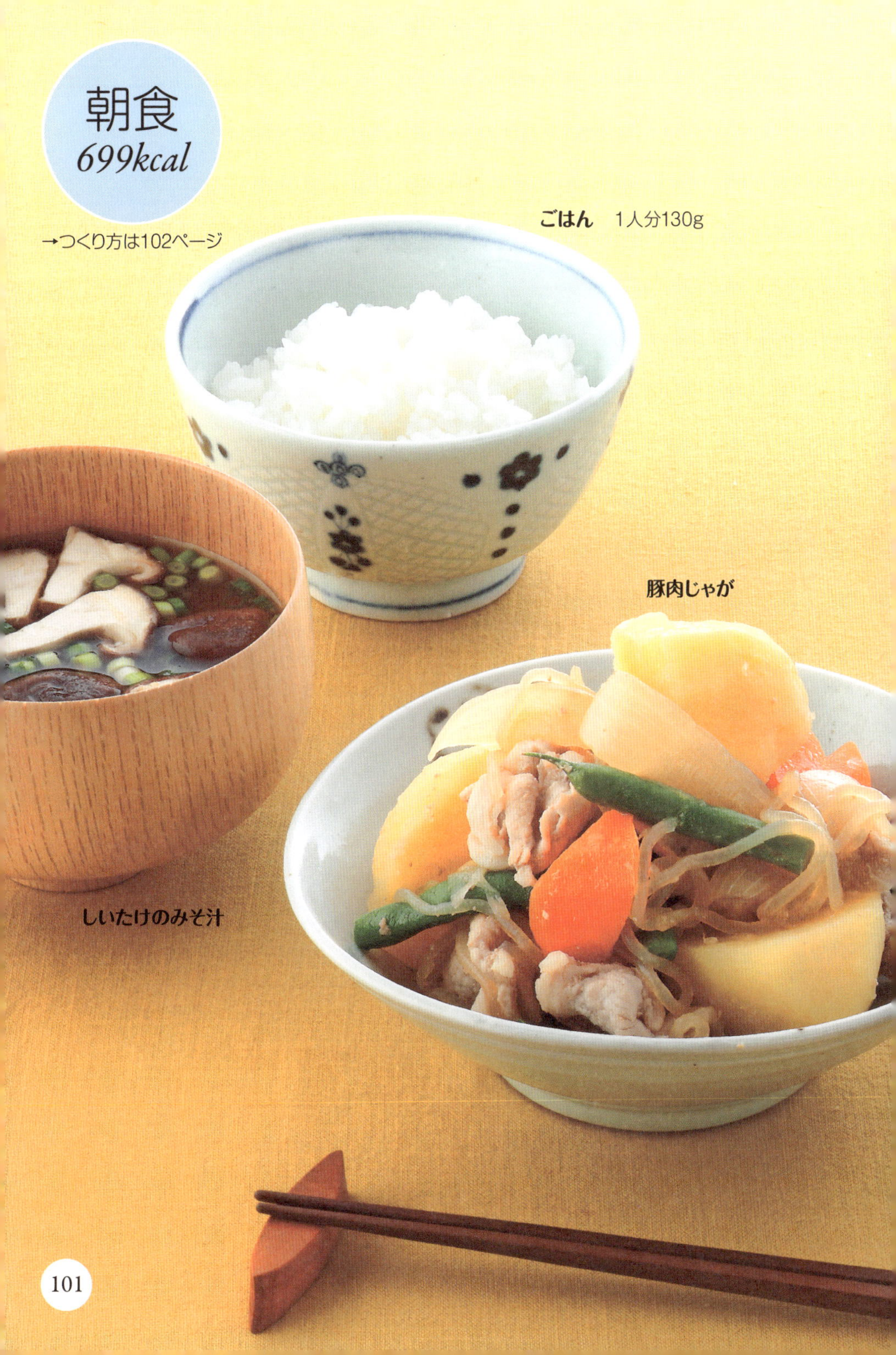

ごはん　1人分130g

豚肉じゃが

しいたけのみそ汁

しいたけのみそ汁

下ごしらえは前日の夜にしておこう！

材料（2人分）

生しいたけ……60g（3個）
煮干しだし……1.5カップ（つくり方→P98）
みそ……小さじ4
細ねぎ（小口切り）……10g（5本）

つくり方

1 生しいたけは石づきを切り落とし、縦4等分に切る。
2 鍋に煮干しだしを入れて沸かし、みそを溶かす。1を加えて火を通し、細ねぎを散らす。

豚肉じゃが

前日の夜に作っておこう！

材料（2人分）

豚もも薄切り肉……200g
じゃがいも……200g（2個）
にんじん……80g（4/5本）
たまねぎ……100g（1/2個）
しらたき……100g（1/3パック）
いんげん……20g（2本）
かつおだし……1カップ（つくり方→P75）
しょうゆ……大さじ1
みりん……小さじ2

つくり方

1 豚肉は3cm幅に切る。じゃがいも、にんじんはひと口大に、たまねぎはくし形切りにする。しらたきはさっとゆでて食べやすい長さに切る。いんげんは長さ半分に切る。
2 鍋にかつおだし、じゃがいも、にんじん、たまねぎ、しらたきを入れて火にかけ、煮立ったら弱火にしてふたをし、10分ほど蒸し煮にする。
3 豚肉、いんげんを加えて混ぜ合わせ、しょうゆ、みりんを加えて、じゃがいもに串がすっと通るまで煮含める。

卵胞期後半
3日め

朝食

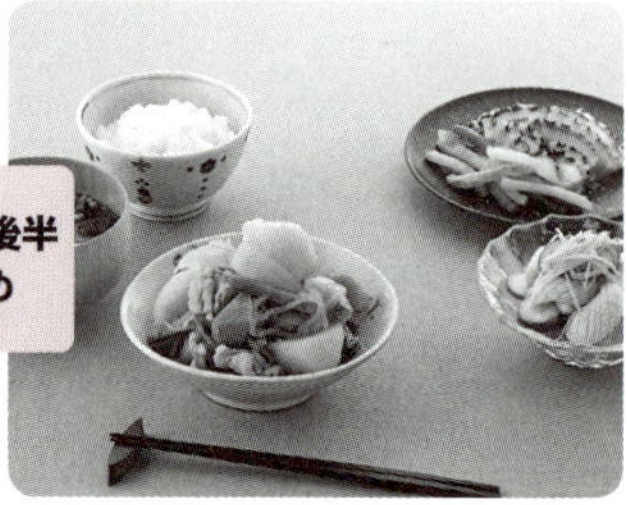

たことグリルパプリカのカルパッチョ

下ごしらえは前日の夜にしておこう！

材料（2人分）

ゆでだこ……200g
パプリカ（赤）……40g（1/4個）
パプリカ（黄）……40g（1/4個）
あら塩……小さじ1/5
オリーブ油……小さじ1

つくり方

1 たこは、縦に薄切りにする。パプリカはグリルで皮が焦げるまで焼き、水洗いして皮をむき、水けを拭きとり、縦5mm幅に切る。
2 器に1を盛りつけ、塩をふり、オリーブ油をかける。

前日の夜に作っておこう！

きゅうりといかの二杯酢

材料（2人分）

きゅうり……160g（2本）
いか……100g
米酢……小さじ2
しょうゆ……小さじ1/2
しょうが（せん切り）……10g（1かけ分）

つくり方

1 きゅうりは輪切りにする。いかは短冊切りにして、格子状に切り込みを入れ、さっとゆでる。
2 ボウルに米酢、しょうゆを合わせ、1を加えて和え、しょうがを添える。

肥満傾向にある人はダイエットと同時に塩分を控えて

肥満度はBMI[※1]で表すことが多いのですが、妊娠のしやすさなどには、体脂肪率の方が関係が深いように思います。実際に体脂肪率が30％前後あたりから妊娠率は低下し、40％を超えると日本や台湾、中国そして韓国といったロシアを除く北東アジア人の大半は妊娠しにくくなります。体脂肪率の上昇は、不育の原因のひとつである免疫疾患を誘発[※2]することが分かっていますから、体重をコントロールする必要がある方は、体脂肪率を下げることを考えて欲しいと思います。

また、肥満傾向にある人は塩分摂取量が多いようです。食事量が多い分、塩分の摂取量も増えてしまうからです。肥満の方で塩分の摂取量が多いと、テロメアという細胞分裂の回数を決めるものが短くなってしまうことが分かりました[※3]。テロメアが短くなるということは、細胞の老化が進んでいるということ。細胞老化を加速させる要素としては、今まで喫煙や飲酒、運動不足、そして体脂肪率の増加がいわれていましたが、これに塩分摂取量が新たに加えられたのです。

本書のメニューは日本人の平均的な塩分摂取量を目安に構築しています。あなたが体脂肪率30％を超えているようでしたら、調味料の使用量を1割ほど減らしてみてください。それだけで**テロメア短縮リスクを随分と減らすことが可能**になります。

※1 Body Mass Index。体重と身長の関係から算出される肥満度を表す体格指数で、体重(kg)を身長（m）の2乗で割って算出する。

※2 Satoko Arai et al. Obesity-Associated Autoantibody Production Requires AIM to Retain the Immunoglobulin M Immune Complex on Follicular Dendritic Cells. Cell Reports Volume 3, Issue 4, p1187-1198, 25 April 2013

※3 Darcy Spitz et al. Combo of overweight, high sodium intake speeds cell aging in teens. American Heart Association Meeting Report Abstract MP64 , March 20, 2014

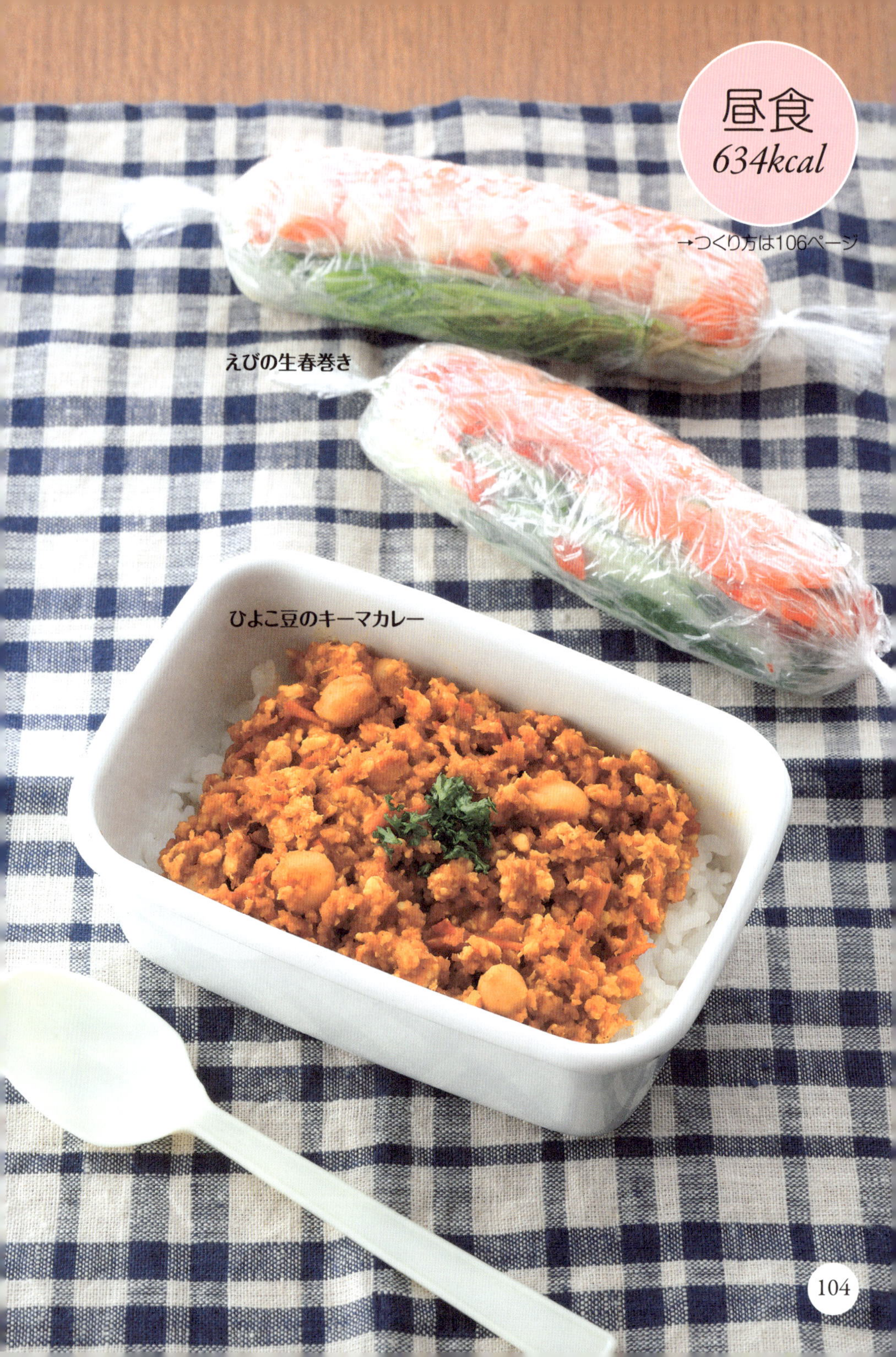

昼食 634kcal

→つくり方は106ページ

えびの生春巻き

ひよこ豆のキーマカレー

夕食
465kcal

→つくり方は107ページ

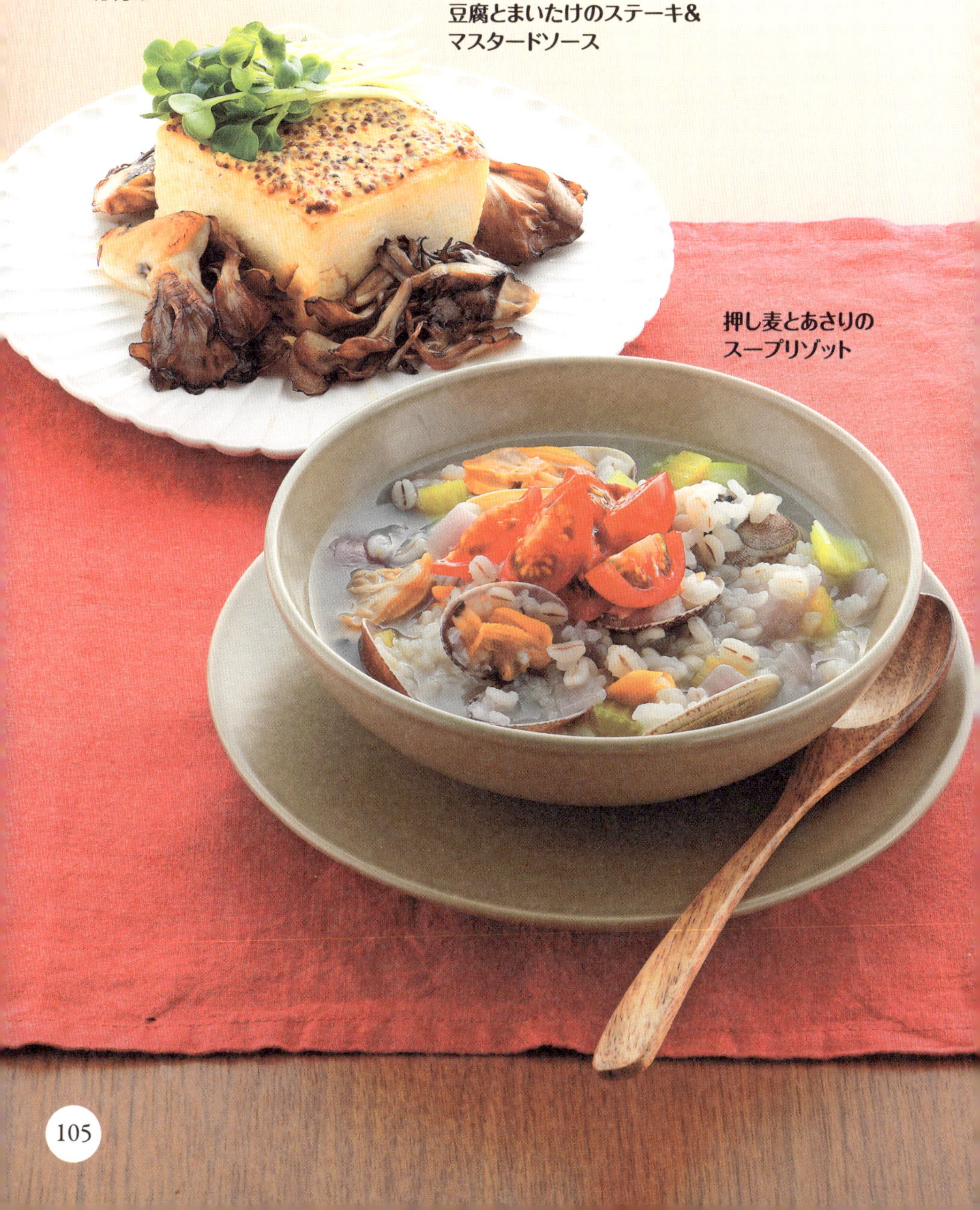

豆腐とまいたけのステーキ&マスタードソース

押し麦とあさりのスープリゾット

卵胞期後半
3日め

昼食

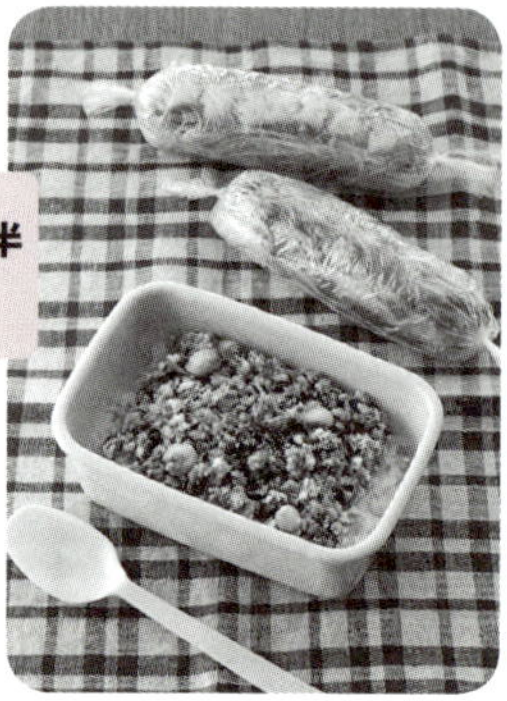

前日の夜に
作っておこう！

ひよこ豆のキーマカレー

材料（2人分）

ひよこ豆（水煮缶）……60g（1/3缶）
たまねぎ……200g（1個）
にんじん……100g（1本）
トマト……140g（1個）
A
- しょうが（すりおろし）……小さじ1
- にんにく（すりおろし）……小さじ1/2

B
- カレー粉……大さじ1
- ウスターソース……小さじ2
- クミンパウダー……小さじ1/2

鶏むねひき肉……140g
あら塩……小さじ1/2
あらびき黒こしょう……少々
ガラムマサラ……小さじ1/5
ごはん……240g
パセリ（みじん切り）……少々

つくり方

1 ひよこ豆は水けをきる。たまねぎとにんじんはすりおろし、トマトはひと口大に切る。
2 鍋にたまねぎ、にんじん、トマトとAを入れて火にかけ、煮立ったら弱火にし、ひよこ豆とB、鶏ひき肉を加えて約15分煮込む。
3 強火にして水分を飛ばすように炒め合わせ、塩、こしょう、ガラムマサラで味を調える。
4 器にごはん、3を盛りつけ、パセリをのせる。

えびの生春巻き

前日の夜に
作っておこう！

材料（2人分）

きゅうり……80g（1本）
パプリカ（赤）……40g（1/4個）
水菜……40g（小2株）
もやし……100g（1/3袋）
えび（ブラックタイガーなど）……240g（16尾）
A
- 米酢……小さじ2
- 砂糖……小さじ1
- サラダ油……小さじ1
- あら塩……小さじ1/5
- こしょう……少々

生春巻きの皮……30g（4枚）

つくり方

1 きゅうりとパプリカは、それぞれせん切りにし、水菜は3cm長さに切る。もやしはさっとゆでる。
2 えびは塩ゆで（分量外）し、ゆで汁につけたまま冷まして殻をむき、縦半分に切る。ボウルにAのマリネ液を合わせ、えびを加えて味をなじませる。
3 生春巻きの皮は1枚ずつはがし、霧吹きでさっと水を吹き付ける。濡らしたキッチンペーパーでふいてもOK。
4 3を広げてえび1/4量、きゅうり、パプリカ1/2量を順にのせて端から巻く。同じものを2本つくり、それぞれラップで巻く。えび、もやし、水菜の組み合わせでも2本つくり、ラップで巻く。

卵胞期後半
3日め

夕食

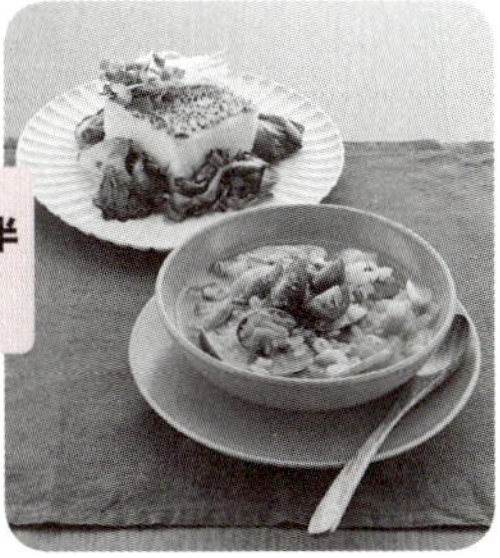

押し麦とあさりのスープリゾット

材料（2人分）

米……60g
あさり（殻つき）……250g
紫たまねぎ……80g（1/2個）
セロリ……60g（2/3本）
ミニトマト……32g（4個）
洋風だし……3カップ（つくり方→下記参照）
押し麦……40g
あら塩…… 小さじ1/2
こしょう……少々

つくり方

1 米は研いでザルにあげておく。あさりは砂抜きをして殻をこすり洗いする。紫たまねぎ、セロリは1cmの角切りに、ミニトマトは縦4等分に切る。
2 鍋に洋風だしとあさりを入れて火にかけ、煮立ったらアクをとり、ふたをしてあさりの口があくまで煮る。
3 米、押し麦、紫たまねぎ、セロリを加えて、さらに10分ほど煮る。
4 米がやわらかくなったら塩、こしょうで味を調えて、ミニトマトを散らす。

豆腐とまいたけのステーキ&マスタードソース

材料（2人分）

木綿豆腐……400g（大1丁）
片栗粉……小さじ2
まいたけ……140g
粒マスタード……小さじ2
フレンチマスタード……小さじ1
オリーブ油……小さじ2
かいわれ大根……20g（1/2パック）

つくり方

1 木綿豆腐は半分に切り、キッチンペーパーで包んで水けをきり、片栗粉をまぶす。まいたけは手でほぐす。粒マスタードとフレンチマスタードは合わせる。
2 フライパンにオリーブ油を熱し、豆腐を並べ、空いたところにまいたけを並べて焼き色をつける。
3 **2**を器に盛りつけ、**1**のマスタードを豆腐に塗り、かいわれ大根を添える。

作り置きできる！

♦ 洋風だしのつくり方 ♦

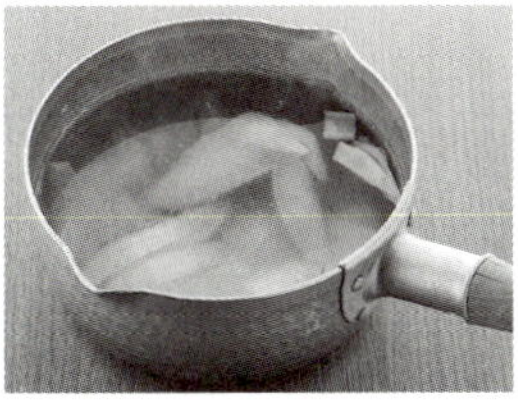

1 手羽先2本はさっとゆで余分な脂を落とす。たまねぎ50g、にんじん・セロリ各10gは、ひと口大に切る。
2 鍋に水1ℓと**1**を入れて、中火にかける。煮立ったらアク、脂を取り除き、弱火で10分ほど煮る。
3 厚手のペーパータオルでこす。

［保存］ ビンなどに入れ、冷蔵庫で5日間保存可能。野菜はキャベツの芯やパセリの茎などでも可。重量があっていればOK。

卵胞期後半 4日め のメニュー

トースト（市販品）　1人分90g（6枚切り1.5枚）

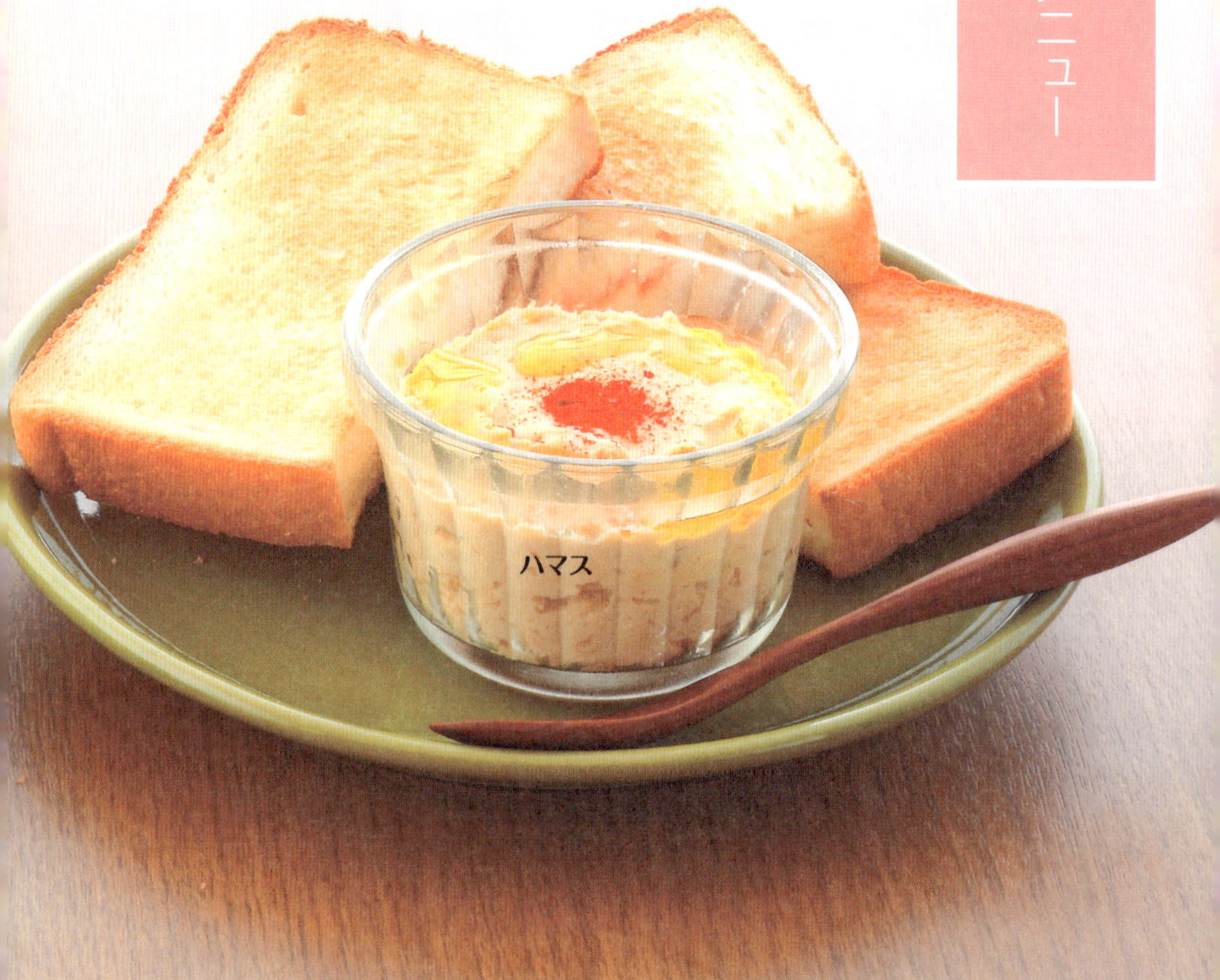

朝食
721kcal

→つくり方は110ページ

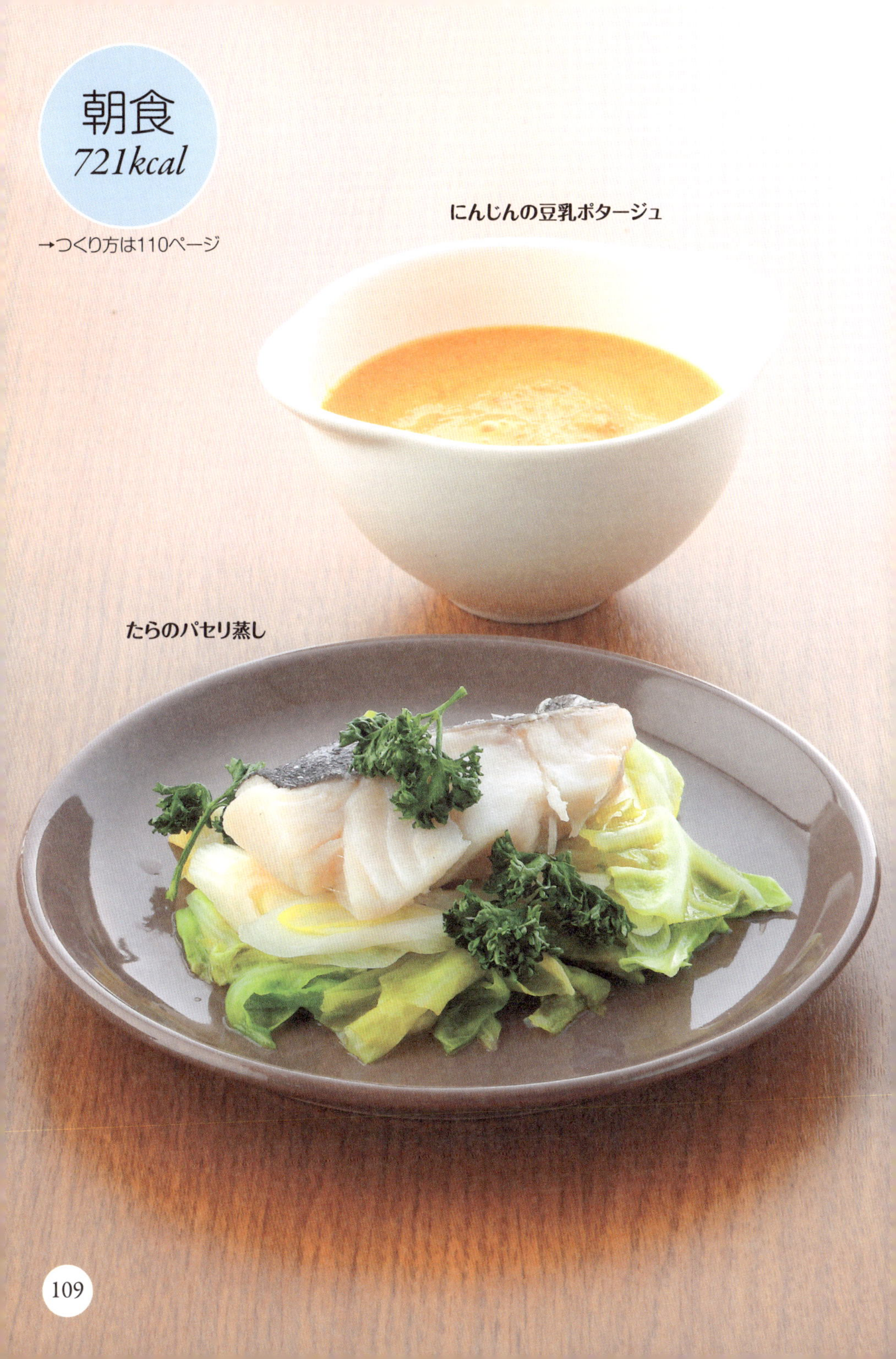

にんじんの豆乳ポタージュ

たらのパセリ蒸し

卵胞期後半
4日め

朝食

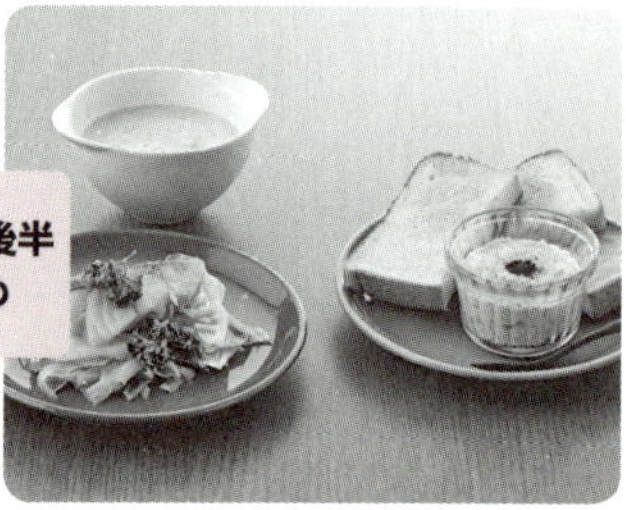

前日の夜に
作っておこう！

ハマス

材料（2人分）

ひよこ豆（水煮缶）……200g

A
- ねりごま……小さじ4
- レモン（しぼり汁）……小さじ1
- にんにく（すりおろし）……小さじ1/5
- あら塩……小さじ1/5
- 水……大さじ1

オリーブ油……小さじ2

パプリカパウダー……少々

つくり方

1 ひよこ豆は水けをきり、薄皮をむく。

2 フードプロセッサーに1とAを入れて、なめらかになるまでかくはんする。

3 2を器に盛り、オリーブ油をかけ、パプリカパウダーをふる。

下ごしらえは
前日の夜に
しておこう！

たらのパセリ蒸し

材料（2人分）

たら（フィレ）……200g

キャベツ……100g（中2枚）

長ねぎ……100g（1本）

パセリ……10g（1本）

酒……大さじ2

あら塩……小さじ2/5

つくり方

1 たらはそぎ切りに、キャベツは大きめのひと口大に切る。長ねぎは斜め薄切りにし、パセリは小房にちぎる。

2 耐熱皿にキャベツ、長ねぎ、たら、パセリの順に重ねて、酒と塩をふり、ラップをかけて電子レンジで5分間加熱する。

前日の夜に
作っておこう！

にんじんの豆乳ポタージュ

材料（2人分）

にんじん……200g（2本）

たまねぎ……60g（大1/4個）

サラダ油……小さじ1

洋風だし……1カップ（つくり方→P107）

豆乳（無調整）……3/4カップ

あら塩……小さじ1/2

こしょう……少々

つくり方

1 にんじん、たまねぎはひと口大に切る。

2 鍋にサラダ油を熱し、1を炒める。油が回ったら洋風だしを加えて、煮立ったら弱火にしてやわらかくなるまで煮る。

3 フードプロセッサーに2を入れて、なめらかになるまでかくはんする。

4 3を鍋に戻し、豆乳を加えて火にかけ、ひと煮立ちしたら塩、こしょうで味を調える。

カフェインは本当にダメなのでしょうか?

妊娠を考える女性がカフェインを避ける最大の理由は「カフェインは子宮の血流を悪くする」と信じているからで、ほとんどの方がカフェインはよくないもの、と考えているでしょう。これに対して、琉球大学医学部の筒井正人教授は「カフェイン入りのコーヒーを飲んだ人は、カフェインなしのコーヒーを飲んだ人に比べて、75分間かけて血管機能が30%増加する[※1]」という研究結果を報告しました。実際は多くの妊活女性が考えていた常識とは全く反対の結果になったのです。

多くの論文を読んでみても、1日に1～2杯のコーヒーが妊娠に対してマイナスになることはなく、それどころか女性ホルモンバランスの改善を期待でき、1日1杯以上のコーヒーは**エストラジオールの濃度を上げる作用**があります[※2]。これはエストロゲン作用のあるものを摂取するわけではないため、イソフラボンのように月経周期を延長することはありません。

ただし、妊娠した場合は少しカフェインを控えなければいけないようで、いくつかの論文を見てみると、1日2杯以上のコーヒーは流産率を上げてしまうといわれています。

妊娠に影響しないものまで禁欲的に我慢する必要はありません。1日1杯、美味しいドリップコーヒーを愉しんでください。

※1 Masato Tsutsui. Coffee may help perk up your blood vessels. American Heart Association Meeting Report: Abstract 12428 (Hall F, Core 7, Poster Board: 7062) November 20, 2013

※2 Karen C Schliep et al. Caffeinated beverage intake and reproductive hormones among premenopausal women in the BioCycle Study. Am J Clin Nutr February 2012 vol.95 no. 2 488-497

昼食
632kcal

→つくり方は114ページ

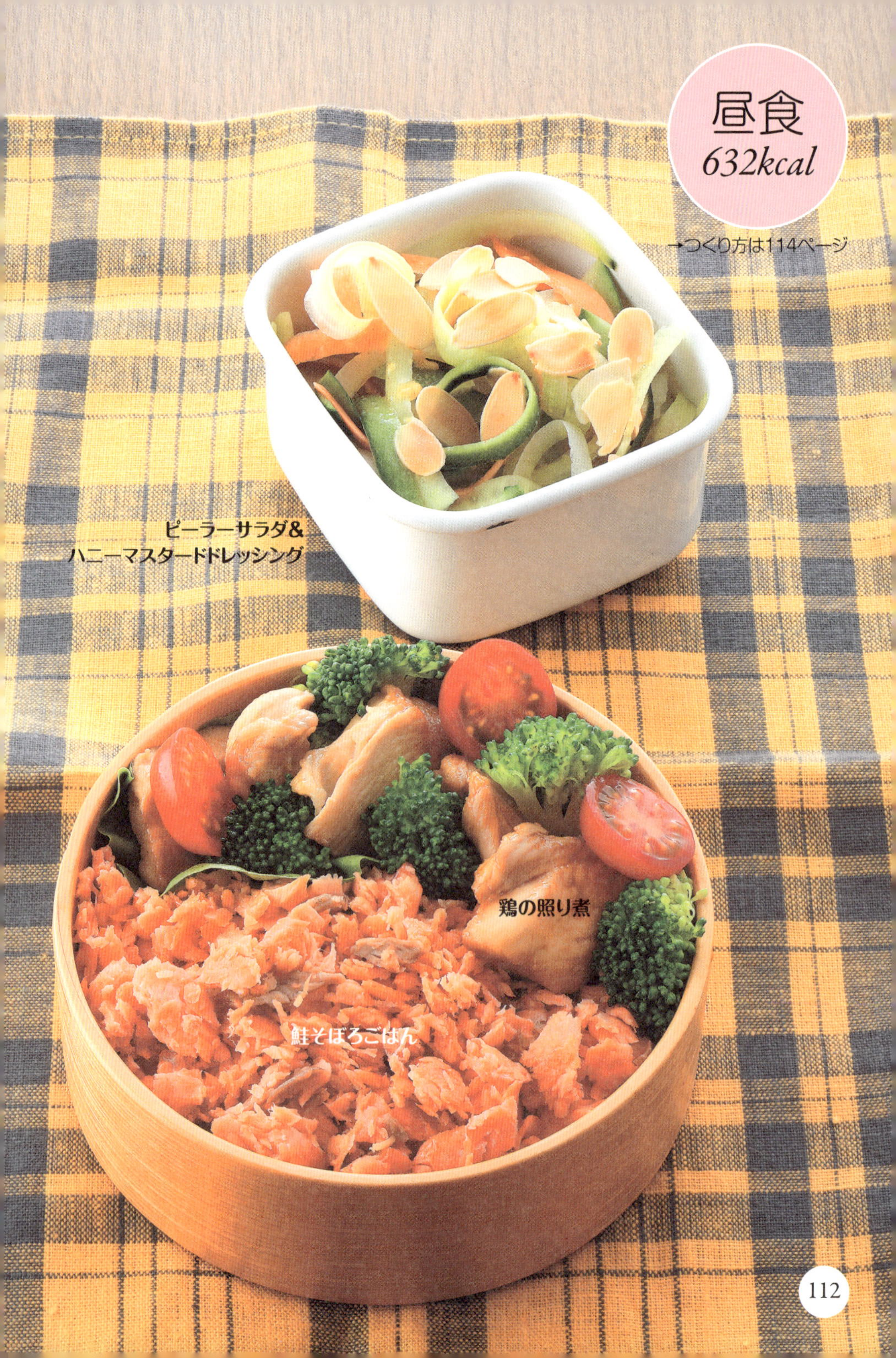

夕食
447kcal

→つくり方は115ページ

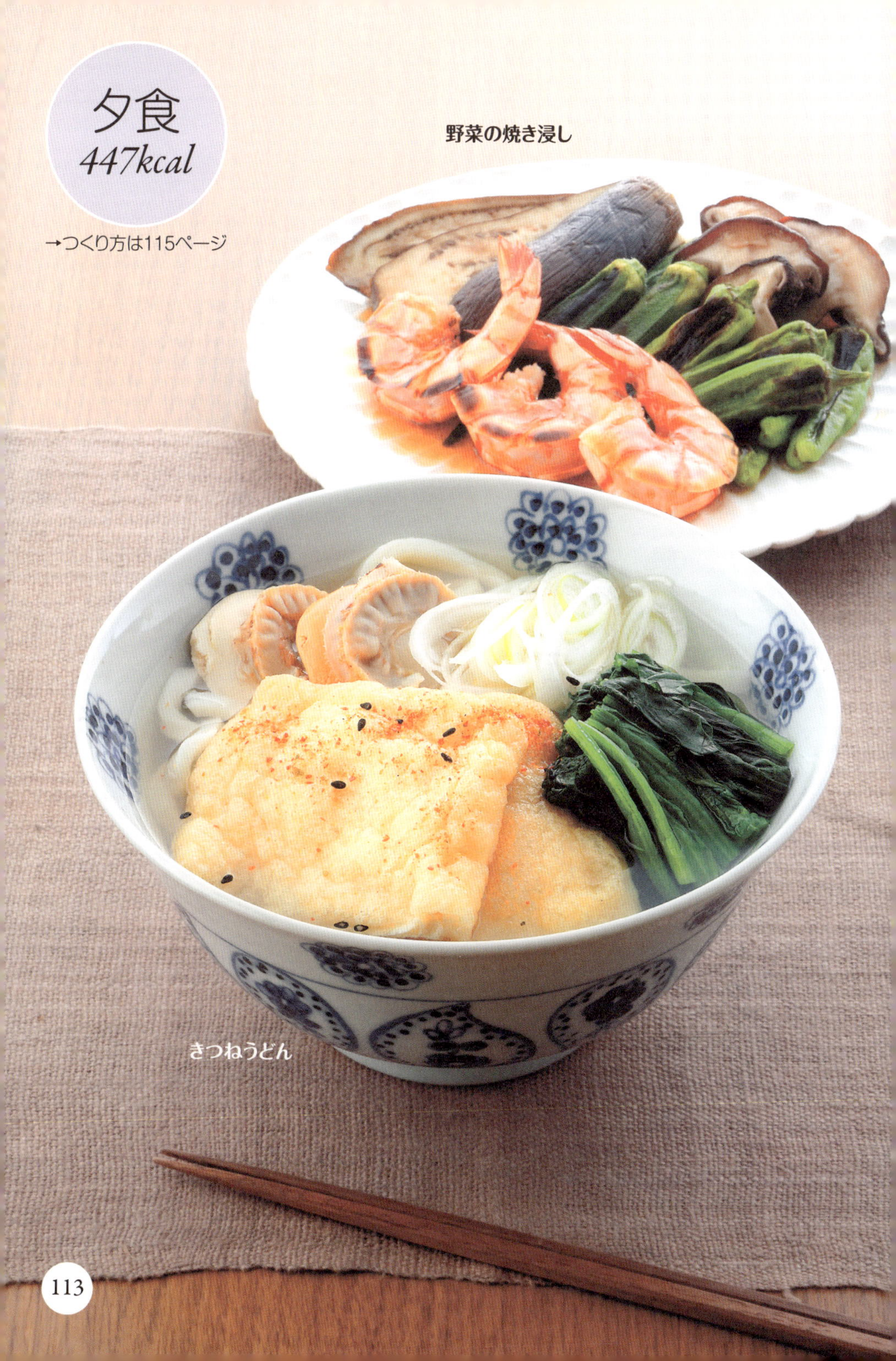

卵胞期後半
4日め

昼食

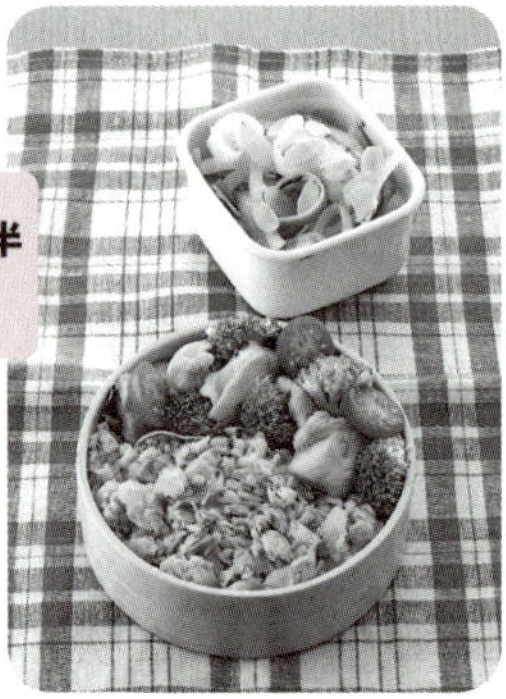

前日の夜に
作っておこう！

鮭そぼろごはん

材料（2人分）

鮭（フィレ）……160g
あら塩……小さじ1/5
サラダ油……小さじ2
しょうが（みじん切り）……10g（1かけ分）
酒……小さじ2
ごはん……260g

つくり方

1 鮭は塩をふり、グリルで火を通す。手で皮、骨をとり除き、粗くほぐす。
2 フライパンにサラダ油、しょうがを熱し、1を加えて弱火でほぐすように炒めて、酒をふる。
3 器にごはんを盛りつけ、2をのせる。

下ごしらえは
前日の夜に
しておこう！

ピーラーサラダ&ハニーマスタードドレッシング

材料（2人分）

きゅうり……120g（1.5本）
セロリ……80g（1本）
にんじん……40g（小1/2本）
アーモンドスライス……小さじ1
A［レモン（しぼり汁）……小さじ2
　はちみつ……小さじ1
　フレンチマスタード……小さじ1

つくり方

1 きゅうり、セロリ、にんじんはピーラーでリボン状にむき、水にさらして、水けを拭きとる。アーモンドスライスはから炒りする。
2 ボウルにAを入れて合わせ、きゅうり、セロリ、にんじんを加えて和える。
3 器に盛りつけ、アーモンドを散らす。

前日の夜に
作っておこう！

鶏の照り煮

材料（2人分）

鶏むね肉（皮なし）……300g（1枚）
ブロッコリー……30g（1/10個）
ミニトマト……32g（4個）
水……1/2カップ
酒……大さじ1
しょうゆ……大さじ1
みりん……小さじ2
サラダ菜……5g（2枚）

つくり方

1 鶏肉はそぎ切りに、ブロッコリーは小房にわけてさっとゆでる。ミニトマトは横半分に切る。
2 鍋に水と酒を入れて火にかけ、煮立ったら鶏肉を入れて弱火で10分ほど煮る。しょうゆ、みりんを加えて、強火で水分を飛ばすように炒め合わせる。
3 器にサラダ菜を敷き、2、ブロッコリー、ミニトマトを彩りよく盛りつける。

卵胞期後半
4日め

夕食

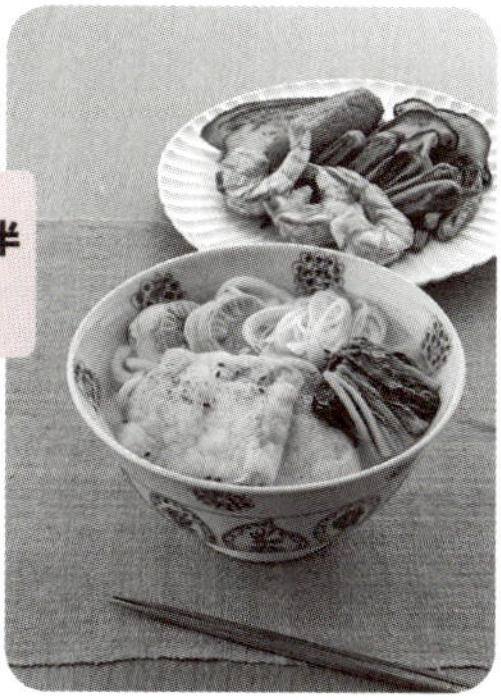

きつねうどん

材料（2人分）

油揚げ……40g（2枚）
ほうれん草……80g（1/3束）
長ねぎ……10g（1/10本）
かつおだし……2.5カップ（つくり方→P75）
A ┌ 酒……大さじ1
　│ あら塩……小さじ1
　└ しょうゆ……小さじ1/3
ほたて（ボイル）……100g（大4個）
ゆでうどん……400g（2玉）
七味とうがらし……適宜

つくり方

1 油揚げは油抜きをして、半分に切る。ほうれん草はさっとゆでて、5cm長さに切る。長ねぎは斜め薄切りにする。
2 鍋にかつおだしとAを入れて火にかけ、煮立ったら、油揚げ、ほたてを加えて火を通す。
3 うどんはさっとゆでて、ほぐす。
4 器にうどんを盛りつけ、2のつゆを注ぎ、油揚げ、ほたてをのせて、ほうれん草、長ねぎを添える。好みで七味とうがらしをふる。

野菜の焼き浸し

材料（2人分）

えび（ブラックタイガーなど）
　……100g（大6尾）
オクラ……60g（6本）
なす……120g（小2本）
生しいたけ……80g（4枚）
ししとう……50g（12本）
A ┌ かつおだし…… 1/2カップ
　│ （つくり方→P75）
　│ しょうゆ……小さじ2
　└ 米酢……小さじ2

つくり方

1 えびは殻つきのまま、背に切り込みを入れて、背わたを取り除く。オクラはガクの周りを切り落とし、塩（分量外）でもむ。なすは縦3等分に切り、生しいたけは石づきを切り落として縦に薄切りにする。ししとうは串で刺して穴をあける。
2 ボウルにAを混ぜ合わせる。
3 グリルに1を入れて焼き色をつける。熱いうちに2に加えて、味をなじませる。

卵胞期後半 5日めのメニュー

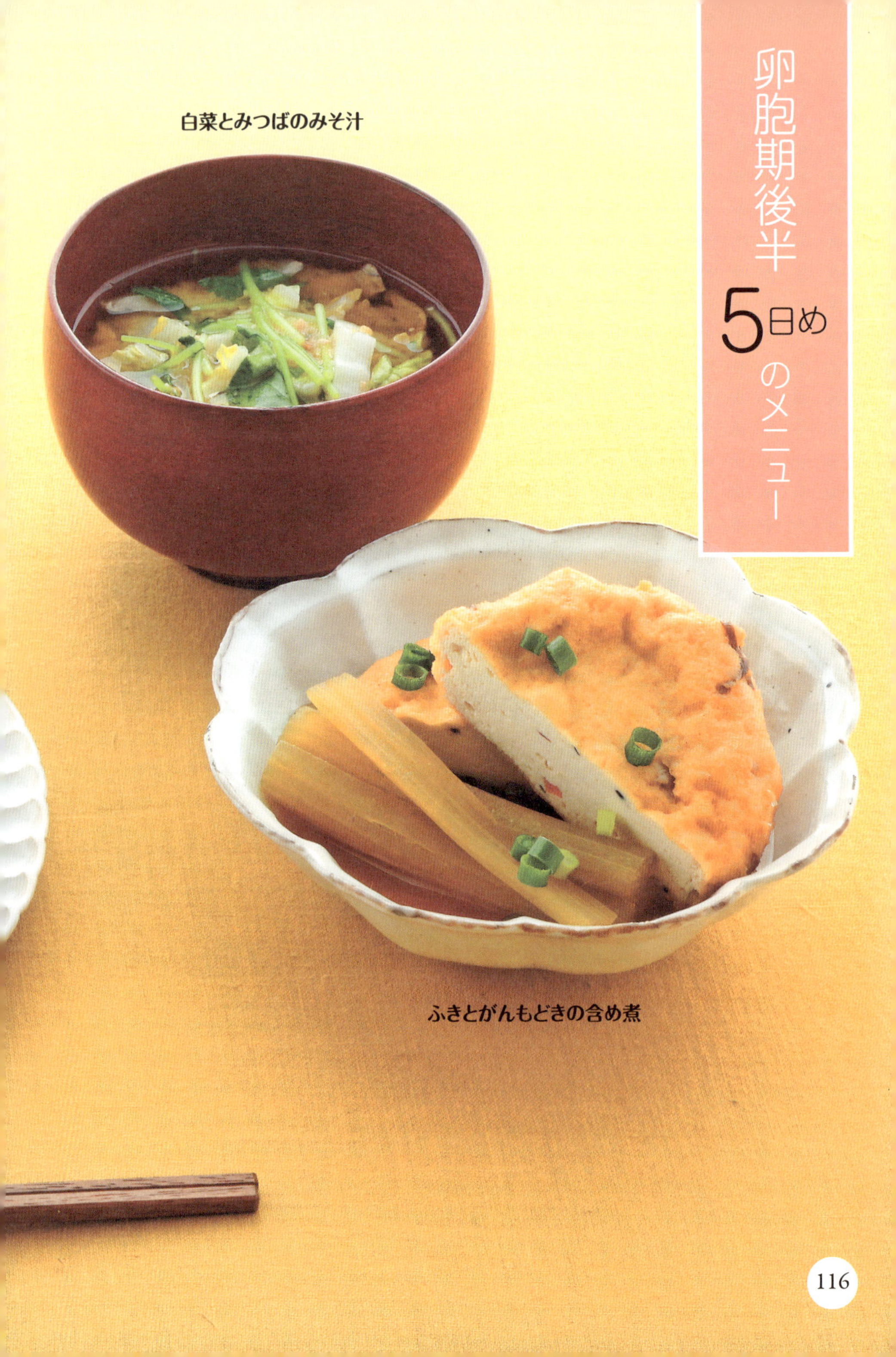

白菜とみつばのみそ汁
ふきとがんもどきの含め煮

朝食
696kcal

→つくり方は118ページ

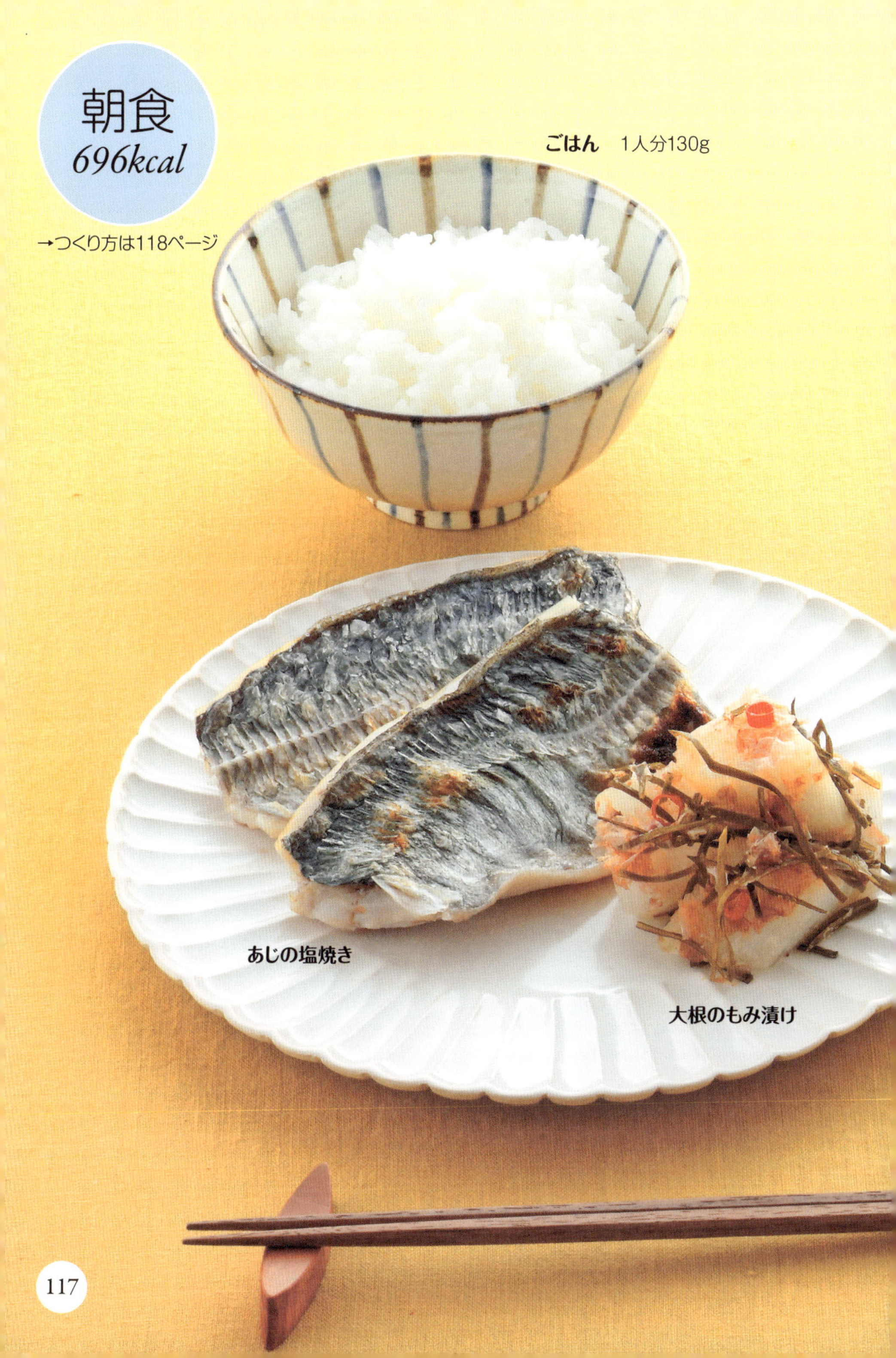

卵胞期後半
5日め

朝食

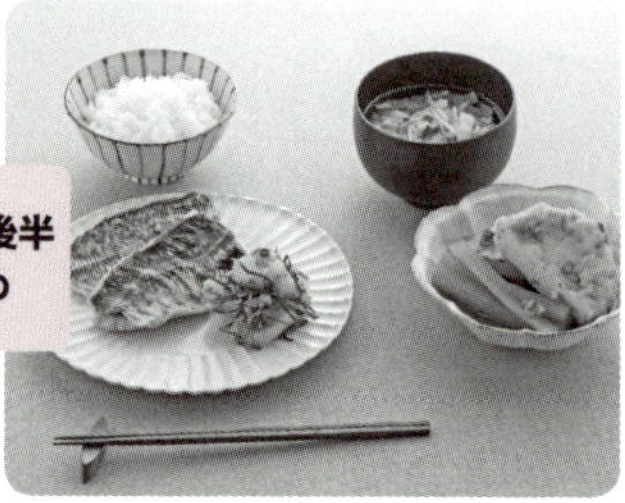

下ごしらえは前日の夜にしておこう！

白菜とみつばのみそ汁

材料（2人分）

白菜……60g（中1枚）
みつば……20g（10本）
煮干しだし……1.5カップ（つくり方→P98）
みそ……小さじ4

つくり方

1　白菜は細切りに、みつばは3cm長さに切る。
2　鍋に煮干しだしを入れて火を通し、みそを溶かす。白菜を加えて火を通し、みつばを加えてさっと煮る。

大根のもみ漬けは作り置きしていたものを利用！

あじの塩焼き

材料（2人分）

あじ（切り身）……300g（4切れ）
あら塩……小さじ1/5
大根のもみ漬け…できあがりの半量（→つくり方は94ページ）

つくり方

1　あじは塩をふり、グリルで火を通す。
2　器に盛りつけ、大根のもみ漬けを添える。

前日の夜に作っておこう！

ふきとがんもどきの含め煮

材料（2人分）

ふき（水煮）……100g（1袋）
がんもどき……200g（大2個）
かつおだし……1カップ（つくり方→P75）
A［しょうゆ……小さじ2
　 みりん……小さじ2
細ねぎ（小口切り）……2g（1本分）

つくり方

1　ふきは縦半分に切り、食べやすい長さに切る。がんもどきはさっとゆでて、油抜きをする。
2　鍋にかつおだしとAを入れて火にかけ、煮立ったらふき、がんもどきを加えて、落としぶたをして弱火で10分ほど煮含める。がんもどきを半分に切る。
3　器に盛りつけ、細ねぎを散らす。

葉酸のサプリメントは摂らないといけないのでしょうか？

人の体はDNA合成を行う際に葉酸が必要になります。この合成の際にアミノ酸のひとつであるホモシステインをメチオニンに変換するのですが、葉酸が不足するとこのホモシステインが過剰になっていきます。1日に必要な葉酸量が400μgというのは、ホモシステイン代謝に必要な葉酸量として導き出されたものなのです[※1]。実は、もうひとつ理由があります。それは“予防可能である”赤ちゃんの神経管閉鎖障害を減らすためです。

2000年12月から、ほとんどの自治体で母子手帳に1日に必要な葉酸量を記載するようになりました。そのおかげで葉酸サプリメントの服用は知られてきました。

実は葉酸サプリメントの使用は、**予防可能なはずの神経管閉鎖障害リスクを低減しない**という結論がでているのです[※2※3]。しかも日本においては低減どころか増加傾向にありますから、食事以外での葉酸摂取量増加は意味をなしていなかったのです。日本は元々食生活における葉酸摂取量が多かったことが原因と考えられるのですが、葉酸の摂取量が少ない食事は自閉症やダウン症などのリスク要因にもなるので[※4]、サプリメントからではなく、普段の食生活から十分に摂れるようにしたいものです。

※1 Sari Voutilainen et al. Low Dietary Folate Intake Is Associated With an Excess Incidence of Acute Coronary Events. Circulation. 2001; 103: 2674-2680

※2 平原史樹他「本邦における先天異常モニタリング・サーベイランスに関する研究」食品安全委員会 第66回新食品開発専門調査会 2010年3月15日

※3 Mosley BS et al. Neural tube defectsand maternal folate Intake among pregnancies conceived after folicacid fortification in the United States. Am J Epidemiol 2009 Jan1;169(1): 9-17

※4 Pål Surén et al. Association Between Maternal Use of Folic Acid Supplements and Risk of Autism Spectrum Disorders in Children. JAMA. 2013;309(6):570-577

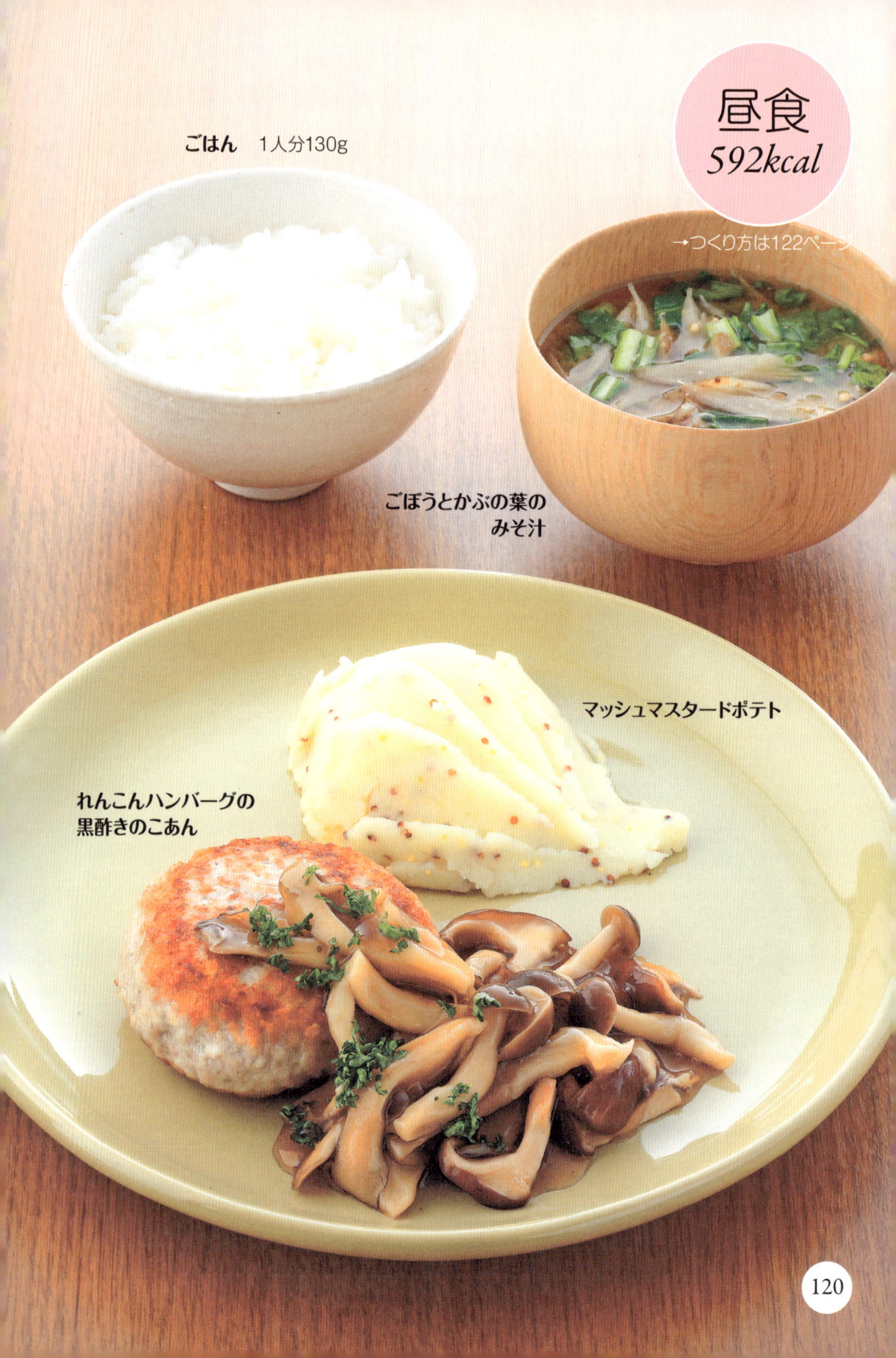
昼食
592kcal
ごはん　1人分130g
ごぼうとかぶの葉のみそ汁
マッシュマスタードポテト
れんこんハンバーグの黒酢きのこあん

→つくり方は122ページ

夕食
512kcal

→つくり方は123ページ

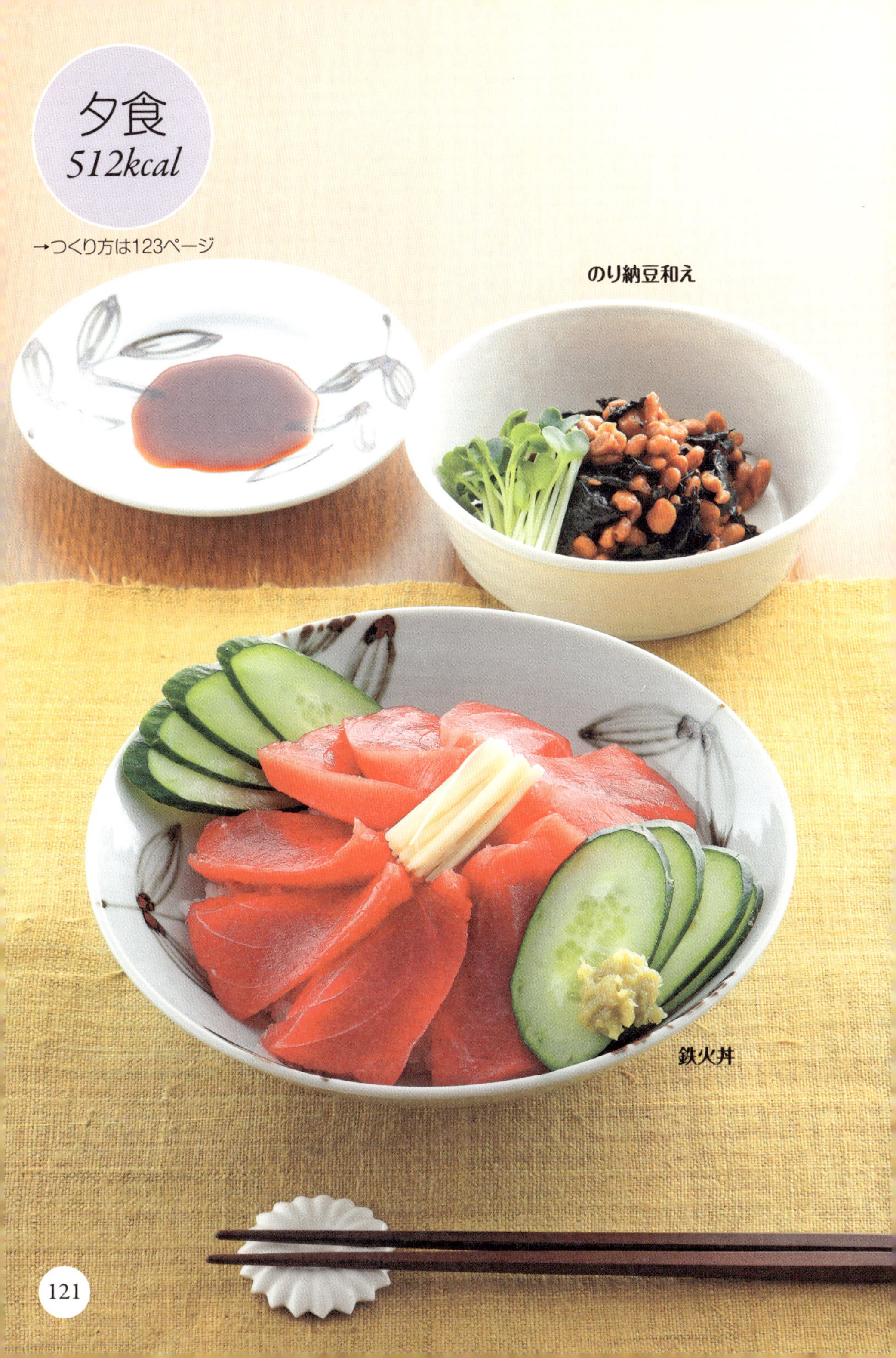

卵胞期後半
5日め

昼食

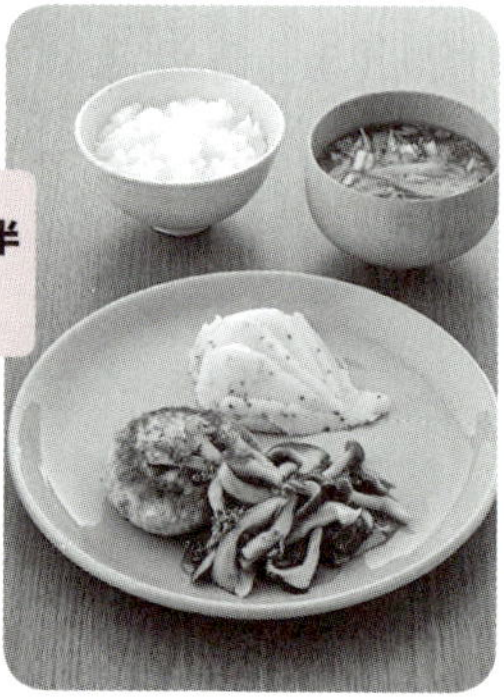

れんこんハンバーグの黒酢きのこあん

材料（2人分）

れんこん……60g（2/3節）
ぶなしめじ……80g（1パック）
まいたけ……80g（1パック）
生しいたけ……40g（2枚）
豚ももひき肉……100g
鶏むねひき肉……100g
あら塩……小さじ2/5
こしょう……少々
サラダ油……小さじ2
かつおだし……1/2カップ（つくり方→P75）
A 黒酢……小さじ2
A しょうゆ……小さじ2
A みりん……小さじ2
片栗粉……小さじ2
パセリ（みじん切り）……少々

つくり方

1 れんこんはすりおろす。ぶなしめじ、まいたけは手でほぐす。生しいたけは、石づきを切り落とし、縦4等分に切る。
2 ボウルに、豚ひき肉、鶏ひき肉、れんこん、塩、こしょうを入れ、粘りがでるまでよくこねて、2等分にしてまとめる。
3 フライパンにサラダ油を熱し、2を並べて両面に焼き色をつける。ふたをして、弱火で5分蒸し焼きにする。
4 鍋にかつおだしときのこ類を入れて火にかけ、煮立ったら、Aを加えて弱火できのこ類に火を通す。
5 片栗粉に水大さじ1（分量外）を入れて溶いた水溶き片栗粉を4に加えて、とろみをつける。
6 器に3を盛りつけ、5をかけてパセリを散らす。

ごぼうとかぶの葉のみそ汁

材料（2人分）

ごぼう……60g（1/2本）
かぶの葉……60g（2個分）
煮干しだし……1.5カップ（つくり方→P98）
みそ……小さじ4

つくり方

1 ごぼうはささがきに、かぶの葉は1cm幅に切る。
2 鍋に煮干しだしを入れて火にかけ、1を加えて火を通し、みそを溶かす。

マッシュマスタードポテト

材料（2人分）

じゃがいも……200g（中2個）
A 米酢……小さじ2
A 粒マスタード……小さじ1
A 砂糖……小さじ1
A あら塩……小さじ1/5

つくり方

1 じゃがいもは皮をむき、ひと口大に切る。鍋に入れて水からゆで、串がすっと通るまでゆでたら、ザルでうらごしする。
2 ボウルにAを入れて合わせ、1が熱いうちに加えてよく混ぜ合わせる。

卵胞期後半
5日め

夕食

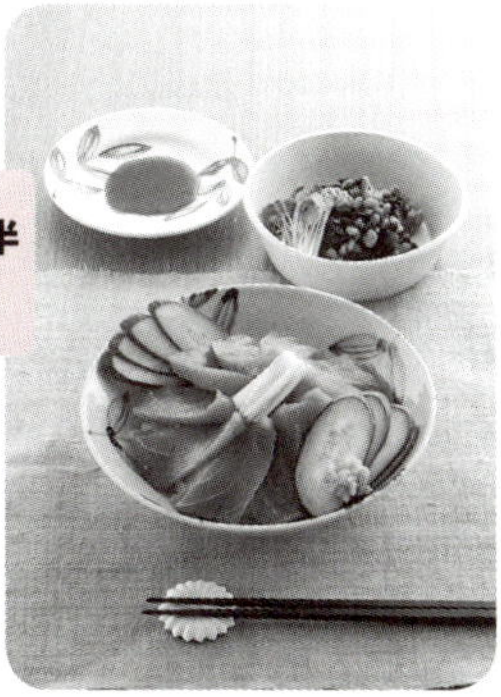

鉄火丼

材料(2人分)

米酢……小さじ4
砂糖……小さじ2
あら塩……小さじ1/5
ごはん……260g
まぐろ(赤身)……240g
きゅうり……60g(1/2本)
しょうが(せん切り)……10g(1かけ分)
ねりわさび……小さじ2
しょうゆ……大さじ1

つくり方

1 すし飯をつくる。米酢、砂糖、塩を混ぜ合わせ、ごはんに回しかけて切るように手早く全体になじませる。
2 まぐろはそぎ切り、きゅうりは斜め薄切りにする。
3 器に**1**を盛りつけ、**2**、しょうが、わさびを彩りよく盛りつける。しょうゆを添える。

のり納豆和え

材料(2人分)

納豆……100g(2パック)
のり……6g(2枚)
しょうゆ……小さじ1
かいわれ大根……10g(1/4パック)

つくり方

1 ボウルに納豆、ちぎったのり、しょうゆを入れてさっくり混ぜ合わせる。
2 器に盛りつけ、かいわれ大根を添える。

「子宝ごはん」作成こぼれ話

今回は、はじめて料理の専門家とタッグを組んだ本となりました。

やはり本づくりはその方の考えが出てきますから、組む方によって本の実用度は随分と変わってきます。実は安田沙智さんとは初めてだったので、そういった不安もありました。ですが、実際に打ち合わせをしてみたら、「きっとよい本になるぞ！」と心の中でガッツポーズをしていました。

この本を手にした方は、他の子宝メニューもお試しになった方が少なくないと思います。実際につくってみたら意外と食費が高くついた、とか食材が余ってしまう、という声を聞くことが多いのです。

それでなくても不妊治療は安くないのですから、少な

くふう1 アレンジして調理を簡単に

トマトソースを作り置き

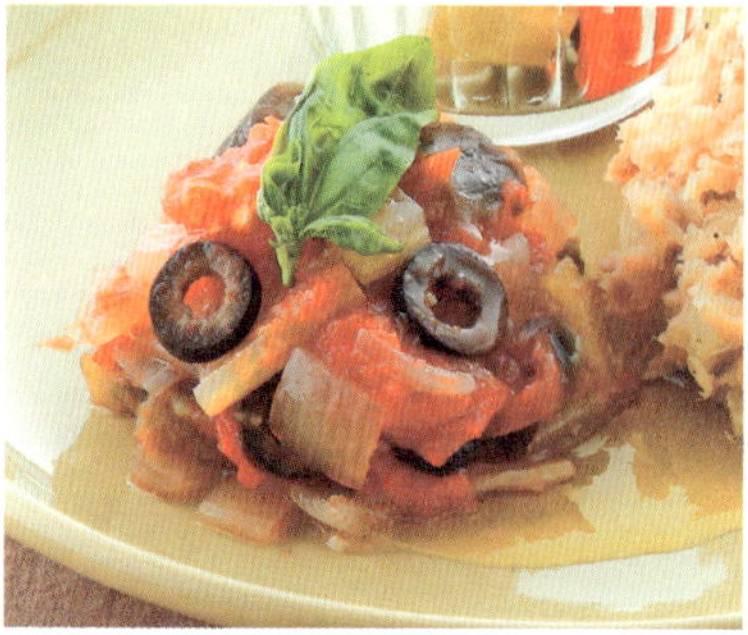

月経期3日め朝食
ラタトゥイユ（→P61）にアレンジ

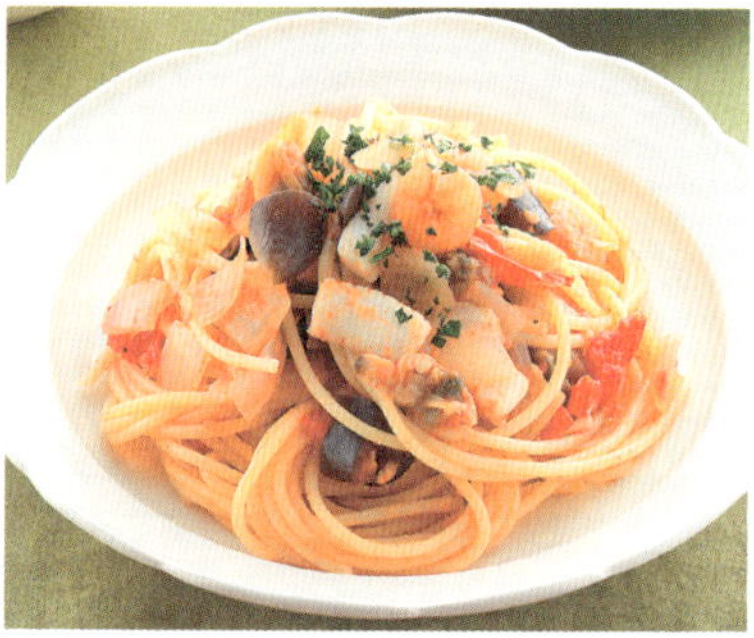

月経期2日め昼食
シーフードトマトパスタ（→P56）にアレンジ

くとも「子宝ごはん」は、普段から多くの人が食べる食材で、しかも、使い回しができるようなメニューがいいなと思っていました。

　今回のレシピづくりは、この本の肝にもなるところです。糖質とたんぱく質と脂質をどういった割合で作って欲しいとか、月経時には特にこうして欲しいといった月経周期的に必要な内容などを話していきました。

　結構〝むちゃ振り〟もしたのですが、「無理」とは言わず、本当にいろいろ考えてくれました。実は、管理栄養士の友人に、事前にメニュー作りを頼んでいました。ですが、正直なところ、どの案もあまり魅力的ではありませんでした。そういった経緯から、「子宝ごはん」を本にするのは難しいと考えていたのです。ところが、安田さんは、さまざまな条件を実現しようと、真剣に取り組んでくださいました。

　レシピづくりで大切なポイントは、第一に栄養比率や栄養素の含有量ですが、他にも彩りや食費、食材の使い切り、つくりやすさなども重要だと思います。食事は毎

くふう2 食材を使い切ることも、大切な条件

たとえば大根を使い切る

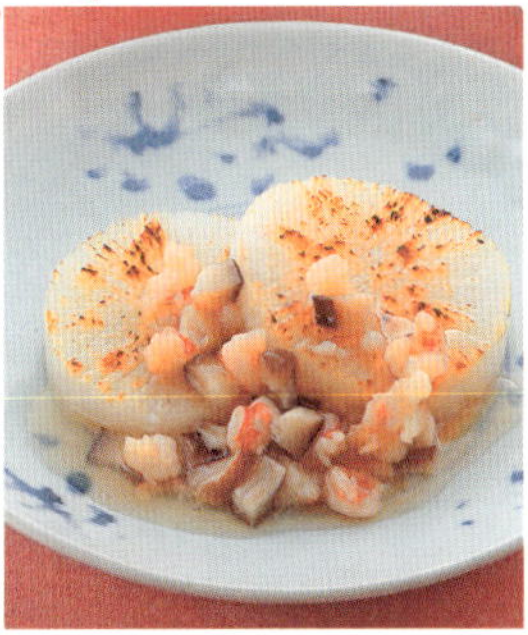

月経期1日め夕食
焼き大根のえびあんかけ
(→P49)

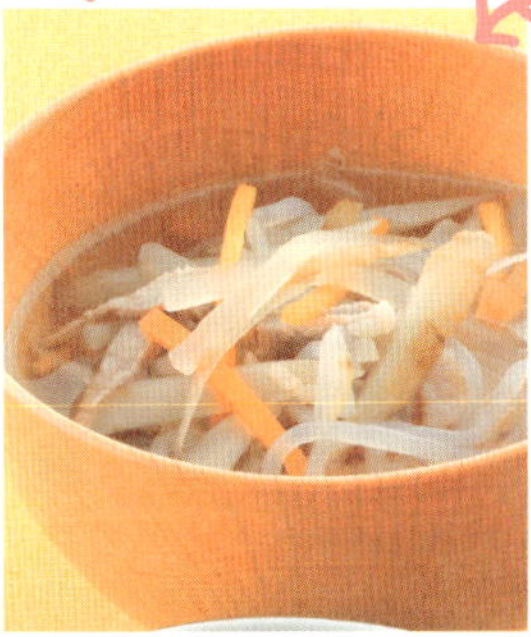

月経期2日め夕食
沢煮椀
(→P57)

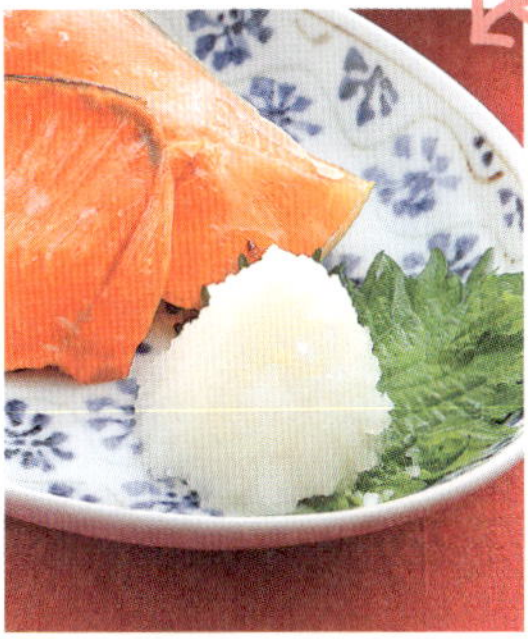

月経期3日め夕食
鮭の塩焼き(大根おろし)
(→P65)

日の営みですから、子宝を優先にして見た目を犠牲にするのは考えものですし、食事を用意するのに手間がかかるようなメニューが多かったり、冷蔵庫に食材の余りが溜まり続けたりするようなことは、どうしても避けたかったのです！

　実際にできあがったレシピを見て、驚きました。細かなところまで要望通りだったのですから。思わず笑みがこぼれてしまいました。

　例えば大根。おそらくみなさんは、１／２本を買うことが多いと思います。重さにして約４００ｇ。これを使い切るのは、なかなか大変なことです。それを月経期１日めは２００ｇ使い、２日めは30ｇ、３日めは１００ｇなどというように、同じ食材を使い回して、使い切れるようにしてくれています。しかも同じ食材であんかけや椀物、付け合わせなどのように形や味を変えてメニューの中に登場させるのです。これこそ、安田マジックといっても過言ではないでしょう。

くふう❸ 作り置きして、2回に分けていただく 1

ディルピクルス

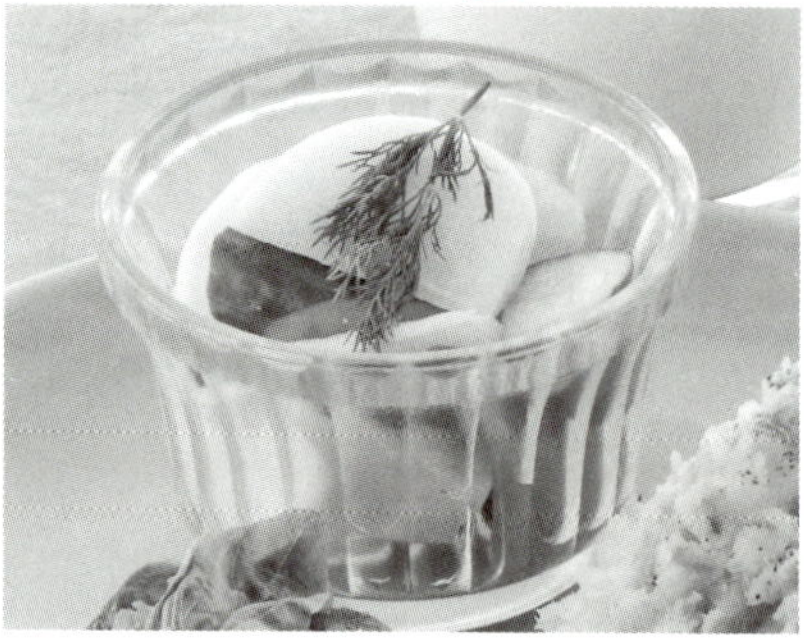

月経期3日め朝食で
(→P61)

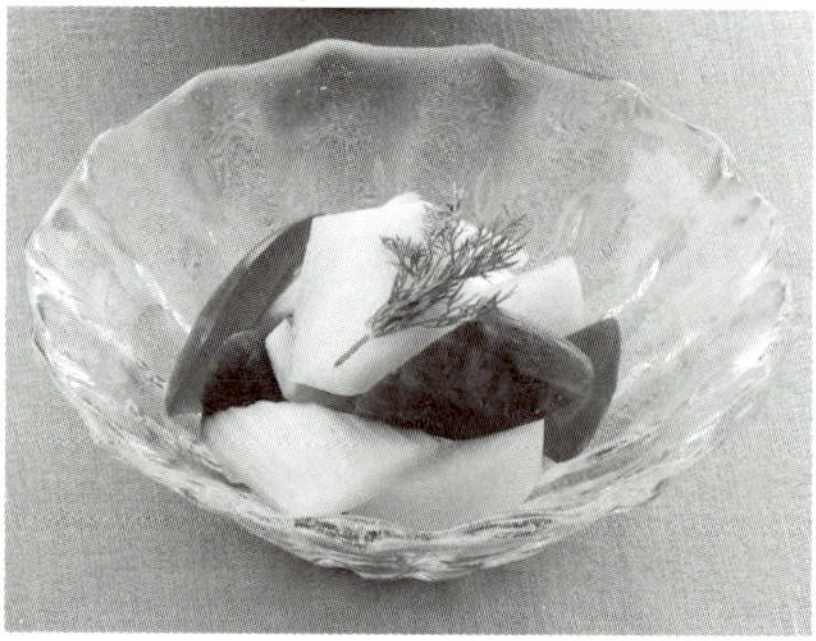

月経期1日め朝食で
(→P44)

しかも、手に入りやすく安価にそろえやすい食材でメニューをつくりあげているのです。

もちろん、美味しくなければ長続きしません。こればかりは自分でつくってみないとわからないと思い、つくってみました。1週間分、毎日です。つくってみると、これが妊活料理だなんて家族は誰もわかりませんでした。男性の中には、子宝ごはんという受け付けない人もいると聞きますが、このメニューは一見、どこにでもあるメニューなので受け入れやすいと思います。

私は朝の6時には家を出るため、5時少し前に起きて料理をつくってみたのですが、忙しい朝でも手間があまりかからず手軽につくれるので、共働きの女性でも長く続けられると思います。

誰にも気づかれずに、安くて、手軽に、もちろん美味しく！　子宝ごはんを始めて欲しいと思います。

くふう④ 作り置きして、2回に分けていただく**2**

大根のもみ漬け

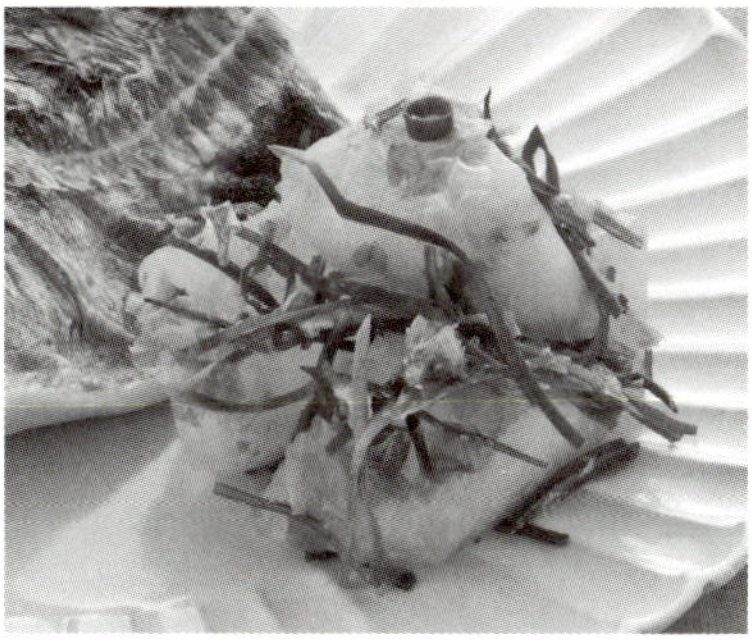

卵胞期後半5日め朝食で
(→P116)

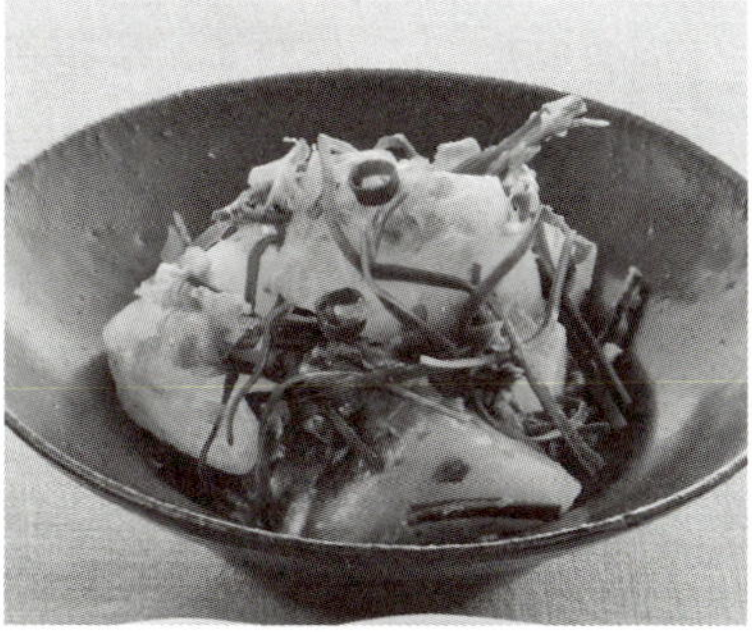

卵胞期後半2日め朝食で
(→P92)

●著者紹介●
山田光敏（やまだ みつとし）
北海道生まれ。1976年創業の老舗治療院である子宝治療院、東京ボディセラピストサロン、銀座エミールの総院長。不妊で悩む女性に対し不妊鍼灸や子宝整体などの施術、そして妊娠中や産後の骨盤矯正などの施術を行う傍ら、赤ちゃんの発育などに対するさまざまな相談を受けたり、日本各地で講演活動を行っている。著書に『赤ちゃんができる子宝マッサージ』『妊婦マッサージ』『産後骨盤ダイエット』『健康な子、元気な子に育つベビードレナージュ』（ともにPHP研究所）、『モテ脚骨盤ストレッチDVDレッスン』（主婦と生活社）など多数。

●子宝治療院
http://www.akatyan.jp/　TEL 03-3541-4124
●東京ボディセラピストサロン
http://www.tokyobody.jp/　TEL 03-3983-8081
●銀座エミール
http://www.drainage.jp/　TEL 03-3549-8081

●レシピ作成 & 調理●
安田沙智（やすだ さち）
料理家・管理栄養士
北海道生まれ。管理栄養士として病院・福祉施設で栄養業務に従事し、その後、JICA 青年海外協力隊員として中米で栄養教育を中心に活動する。帰国後、大阪あべの辻調理師専門学校グループ校・エコール辻大阪日本料理マスターカレッジにて日本料理を専門に履修を経て、フードスタイリスト・マロン氏に師事し、書籍、テレビ、イベントなどの料理アシスタントを務めて独立。海外経験と日本料理の知識、技術を活かしたレシピ開発、調理を得意として、見ておいしい、食べておいしい料理を提案している。

赤ちゃんができる子宝ごはん

2014年7月8日　第1版第1刷発行

著　者　山田光敏
発行者　小林成彦
発行所　株式会社 PHP 研究所
東京本部　〒102-8331　東京都千代田区一番町21
生活教養出版部　☎03-3239-6227（編集）
普及一部　☎03-3239-6233（販売）
京都本部　〒601-8411　京都市南区西九条北ノ内町 11
PHP INTERFACE　http://www.php.co.jp/
印刷所
製本所　図書印刷株式会社

ISBN978-4-569-82000-2